U0296159

心态积极精神好

心力强大有担当

中共中央党校党建部创新工程
新时代干部心理能力建设书系
★
胡月星 主编

把握心理健康的金钥匙

胡月星／著

SPM
南方出版传媒
广东人民出版社
· 广州 ·

图书在版编目（CIP）数据

把握心理健康的金钥匙 ／ 胡月星著. —广州 ：广东人民出版社，2021.5

（新时代干部心理能力建设书系 ／ 胡月星主编）

ISBN 978-7-218-14436-8

Ⅰ. ①把… Ⅱ. ①胡… Ⅲ. ①领导人员—心理健康 Ⅳ. ①R395.6

中国版本图书馆 CIP 数据核字（2020）第 153445 号

BAWO XINLI JIANKANG DE JINYAOSHI

把握心理健康的金钥匙

胡月星 著

出 版 人：肖风华

责任编辑：卢雪华 廖智聪
装帧设计：闽江文化
责任技编：吴彦斌 周星奎

出版发行：广东人民出版社
地　　址：广州市海珠区新港西路 204 号 2 号楼（邮政编码：510300）
电　　话：(020) 85716809（总编室）
传　　真：(020) 85716872
网　　址：http://www.gdpph.com
印　　刷：广东虎彩云印刷有限公司
开　　本：787 mm×1092mm　1/16
印　　张：11.75　字　数：180 千
版　　次：2021 年 5 月第 1 版
印　　次：2021 年 5 月第 1 次印刷
定　　价：38.00 元

参与研究及支持单位

中共中央党校（国家行政学院）

中国浦东干部学院

中共国家税务总局党校（国家税务总局税务干部学院）

中共北京市委党校（北京行政学院）

中共丽江市委党校（丽江市行政学院）

中国健康管理协会

中国领导科学研究会

中国人才研究会

中国健康管理协会公职人员心理健康管理分会

残疾人事业发展研究会心理健康专业委员会

广州市干部健康管理中心

红色地标（北京）领导力研究院

西安思源学院新发展理念与领导力研究中心

总　序

　　建设高素质专业化干部队伍，不仅包括思想建设、作风建设、组织纪律建设，还应当包括心理能力建设。我们党的干部队伍，不仅要政治过硬，本领高强，还要心理健康。习近平总书记在党的十九大报告中强调，"打铁必须自身硬"，这个"自身硬"既包括信念坚定、思想领先、作风顽强，还包括心理能力素质过硬。2018 年 5 月，中共中央办公厅印发《关于进一步激励广大干部新时代新担当新作为的意见》，其中明确要求，要"满怀热情关心关爱干部。坚持严格管理和关心信任相统一，政治上激励、工作上支持、待遇上保障、心理上关怀"，同时明确要"关注干部心理健康"。在同年召开的全国组织工作会议上，习近平总书记进一步强调，要"真情关爱干部，关注干部身心健康"。此后，中共中央组织部又专门下发《关于认真做好关心关怀干部心理健康有关工作的通知》，对做好干部心理健康有关工作提出了明确、具体的要求。这一系列举措的出台，既体现了中央对干部心理健康工作的重视，也折射了加强干部心理健康工作的重要性与紧迫性。

心理能力本质上就是一种心理能量，是一种面对现实、追求目标、克服困难、完善自我、积极向上的内在力量。积极心理学研究认为，乐观向上的精神状态、主动积极的工作态度、认真负责的专业精神、知难而上的信心勇气、矢志不移的奋斗追求等是组织与个人取得成就或成功的根本所在。把心理能力建设纳入到加强党的干部队伍自身建设中，对于增强党的凝聚力与战斗力，激发各级领导干部心理活力，营造风清气正良好政治生态环境，都是至关重要的。

鉴于此，《新时代干部心理能力建设书系》从新时代建设高素质专业化干部队伍的客观需要出发，从构建社会心理服务体系能力建设的目标要求入手，围绕如何提升领导干部心理能力这个主题，从领导干部心理健康及其维护的各个层面进行了有益探索。其目的在于进一步增进领导干部心理能力发展水平，培育健康积极的心态，为提升领导干部的领导力提供动力支持。《新时代干部心理能力建设书系》着眼于当下领导干部心理健康发展的实际需要，从心理学、领导科学、社会学乃至医疗健康等学科视角对心理健康问题进行了全面深入的解析。这套丛书特色鲜明，亮点突出，针对性强，实用度高，是对干部心理健康进行深入细致研究的系统性创新理论成果，为大家深入认识心理健康、开展自我心理调节、提高心理灵活性、增强积极心理能力等方面提供科学有效的帮助指导。本丛书的突出特点体现在以下几个方面：

一是贴近实际。丛书以各级干部为研究对象和服务对象，聚焦当下领导干部的心理问题，提出了具有针对性的对策建议。透过《把握心理健康的金钥匙》《增强积极心理能量》以及《变革时代的心理适应与发展》的深入阐述与精辟分析，为各级领导干部如何认识心理健康，如何积极响应时代召唤增强积极心理能量提供了许多富有价值的对策建议。

二是科学解读。心理问题既是一种表象，更有着深刻的内在原因。对于心理问题及其存在障碍的解读需要从心理发展轨迹入手，需要从领导干部承担的角色压力及其心理需要进行深入探讨。丛书中的《会减压才能从容领导》《构建和谐愉快的人际关系》《健康心态需要自我认知》都是从干部的现实需要入手，从压力缓解、人际和谐和自我认知等大家感兴趣的话题展开。这些深层次的问题，是影响干部心理健康的重要因素。

三是内容丰富。丛书注重理论研究与实践应用相结合。把《领导人格完善与心力提升》《领导养心与养生》也纳入视野，将干部普遍关心的自我人格完善、心理资本、心力与志趣、提升心理生活适应能力等现实问题进行逐一阐述，形成丰富完备的内容体系。《走出抑郁　宽松心态》和《科学化解内心的焦虑》都以大量真实案例为依托，将干部心理问题写活、说透、讲明，为干部创造一个深度共鸣、贴近需求、实用好用的阅读能量场，让干部能够开卷有益。

四是注重应用。《新时代干部心理能力建设书系》从不同侧面对领导干部心理健康进行了深入具体的阐述，提出了许多富有价值的对策建议，有的书稿在内容中间或章节末尾还增设各种心理测评问卷，帮助干部开展自测自评。这套内容丰富详尽的书系，既可以满足干部心理能力建设培训学习的实际需要，也可以作为干部自我提升的案头工具书，满足干部阅读需求。

五是聚贤增慧。《新时代干部心理能力建设书系》聚焦时代需要，着眼未来发展，凝聚集体智慧。在书稿的撰写当中，全国人大常委、中共中央党校（国家行政学院）原校务委员（副院长）陈立教授，中国管理学界泰斗、复旦大学首席教授，东方管理学派创始人苏东水先生，中国健康管理协会会长郭渝成教授，中国领导科学研究会会长冯秋婷教授，心理测量咨询专家、北京师范大学心理学教授郑日昌先生等领导和学界前辈亲自担任书系顾问，对编写工作悉心指导，热情期待，支持鼓励，为编写工作增加了智慧力量。中央党校厅局级干部培训班的许多学员对编写内容及章节体系也提出了许多宝贵的意见建议，在书系付梓出版之际，谨代表编委会对各位领导前辈、专家学者和朋友们的关心帮助表示衷心感谢！

　　《新时代干部心理能力建设书系》是集体智慧的结晶。书系的诞生不仅为加强领导心理服务体系建设做出了有益的探索努力，更为开展领导干部心理健康教育提供了十分难得的阅读材料，本套书系既可以为各级党校（行政学院）党政干部教育培训、企业领导人才能力提升以及社会团体开展各类心理健康咨询活动提供培训参考教材，也可以为增进领导干部身心健康提供有价值意义的指导咨询与帮助。

　　是为序。

胡月星

2020 年 12 月 10 日

目　录

第一章

心理健康是生命的守护神

重视对领导干部心理健康的探索研究，加强社会心理服务体系建设，致力于推进领导干部心理健康事业发展，提升领导干部心理健康素质，是培育自尊自信、理性平和、积极向上的社会心态，努力营造风清气正的良好政治生态的现实需要。2016 年 8 月 20 日，习近平总书记在全国卫生与健康大会上强调，"要加大心理健康问题基础性研究，做好心理健康知识和心理疾病科普工作，规范发展心理治疗、心理咨询等心理健康服务"，为深入开展心理健康咨询活动指明了方向。近年来，中央各部委相继出台了一系列关于推进心理健康咨询事业发展的政策文件，全国各地也开展了心理健康教育咨询试点工作，对于深入开展领导干部心理健康建设工作起到了积极的推进作用。

一、坚强源自内心的力量

积极心理学研究认为，乐观向上的精神状态、主动积极的工作态度、认真负责的专业精神、知难而上的信心勇气、矢志不移的奋斗追求等是组织与个人取得成就或成功的根本所在。美国心理学家 Terman 对 150 名事业有成人士进行研究，发现性格因素与他们的成功有着密切关系。他们往往具有以下共同性格特征：第一，为取得成功的坚持力；第二，善于积累成果；第三，自信心强；第四，不自卑。斯坦福大学的柯克斯（C. M. Cox）对 1450 年至 1850 年 400 年间所出现的 301 位伟人进行研究，发现他们都有以下优秀性格特征：自信、坚强、进取、百折不挠等。有人对享有盛誉、成就卓著的领导人的性格进行了研究，发现他们共同的性格特征是：实际、客观、求善、创新、坦诚、爱结交、爱生命、重荣誉、能包容、富有幽默感、悦己信人。这些性格特征是他们造福于人类的信仰的体现，对支持他们始终如一地为实现信仰而奋斗，起了重大作用。

拥有健康的心理世界不仅是生命历程中所需要的，更是人们在事业发展过程中的期待与渴望。在管理培训中，著名的"大树理论"富有哲理，给人以深刻启发。原始森林中的一棵参天大树，树干粗壮，枝繁叶茂，受人瞩目，从中可以感受到大树的生命活力。大树从树干到根基都充满生命能量，每一叶片、每一枝杈都奋发向上，共同构成了大树鲜活的生命特征。从大树的成长壮大过程中，可以发现大树具有的"能量特质"：一是"经受考验"。经受考验的标志就是一圈圈年轮，那是岁月留下的层层痕迹。大树的成长不是朝夕之间的事情，而是经历了严寒酷暑，漫长磨炼。多年的风霜雪雨，饱经沧桑，历久弥坚，所有的不凡经历都印刻在树干纹理之中，人们看见大树的时候，无不强烈感受到它的历经沧桑、久经考验。二是"坚守目标"。大树不论处于高处还是洼地，不论生长在何处或者遭遇何种处境，都保持超强定力，不会放弃目标，左右移动。无论大山之巅，还是悬崖峭壁，大树都挺拔不动，顽强生长，正是这种执着坚守，大树不仅成为一种信仰，还是一种生命力的象征。三是"根基牢固"。大树善于汲取营养，从天地间得到能量。树冠有多大，枝头有多高，大树的根系就有多长。参天大树盘根错节，硕大树根深植于土壤，正是这种扎根泥土的务实精神，使大树营养丰富，经络畅通，生机盎然。四是"向上长"。向上长是大树枝繁叶茂的原动力，也是彰显大树追求光明的生命价值所在。大树的枝叶都有一个共同特征，就是片片树叶往上伸展，接受阳光雨露，得到能量滋润。五是"阳光"。大树的成长历程是欢乐的，充满了乐观自信。在大树边上，人们感受到乐观的品格，达观的态度，积极向上的精神。坚守不是苦守，而是热情地迎接每一缕阳光，承接着每一滴雨露，大树心情美好，追求光明，在困难压力面前没有焦虑忧伤，依靠自我能量而得到发展。如果把成长的一个人比作茁壮成长的一棵大树，在他成长历程中同样可以发现其所具备与大树一样的典型特质。

在世界政坛，有一位老人广受尊重，世人敬仰，他就是南非首任黑人总统纳尔逊·曼德拉（Nelson Rolihlahla Mandela，1918 年 7 月 18 日—2013 年 12 月 5 日）。曼德拉出生于南非特兰斯凯一个部落酋长家庭，他是南非第二大民族科萨族人。他早年从事黑人独立运动，被南非前政府判处监禁，这一监禁就是 27 年。有人曾问曼德拉："是什么力量使你充满活力？"曼德拉答："是博爱的精神加上强健的体魄。"1990 年 2 月走出罗本岛监狱时曼德拉已经 72 岁。在回忆录中，曼德拉写道："即使是在监狱那些最冷酷无情的日子，我也会从狱警身上看到若隐若现的人性，它足以使我恢复信心并坚持下去。"监狱中的曼德拉失去了人身自由，却获得了精神的解放。有人曾问曼德拉，如何在激流险壑的政治斗争中保持一颗博大宽容的心？曼德拉以自己获释出狱当天的感受回答说："当我走出囚室，迈向通往自由的监狱大门时，我已经清楚，自己若不能把悲痛与怨恨留在身后，那么，我其实仍在狱中。"在世界范围，曼德拉是一面道德和正义的旗帜，多年来，曼德拉一直为消除贫困和战争而奔走呼吁，他的贡献赢得国际社会的高度评价。1993

年曼德拉获得诺贝尔和平奖，1995 年获得非洲和平奖。2013 年
12 月 5 日，95 岁高龄的曼德拉逝世于约翰内斯堡，全世界有超
过 200 个国家、地区和组织发去唁电，不远万里前往南非参加
葬礼的政要也超过百人，足见这位伟人的崇高威望。

　　开国领袖毛泽东在 24 岁时曾经写了《心之力》的文章流
传至今。文中讲到："天之力莫大于日，地之力莫大于电，人
之力莫大于心。阳气发处，金石亦透，精神一到，何事不成？"
把"心的力量"视为人生战胜困难并取得成就的根本所在。尤
其是在困难和危机面前，只有不畏艰难，挺身而出，以大无畏
的英雄气魄才能战胜困难，取得胜利。2020 年 2 月 23 日，习
近平总书记在统筹推进新冠肺炎疫情防控和经济社会发展工作
部署会议上指出，党员领导干部必须具备"必胜之心、责任之
心、仁爱之心、谨慎之心"。这就要求强调各级干部特别是领
导干部必须增强必胜之心，拿出战胜一切困难而不被眼前困难
所压垮的革命英雄主义气魄，勇于担当，敢打头阵，用良好的
精神状态彰显共产党人的政治本色。习近平总书记提出的"四
心"，对于鼓舞斗志、坚定信心、战胜疫情灾难具有极大的鼓
舞激励作用。

二、幸福源自内心的快乐

　　美国著名的健康心理学家戴维·迈尔斯顿博士提出了幸福
的十大要素[①]：（1）健全的身体和健康的体魄，这是幸福的基

---

① 　Myers D. G. *Pursuit of happiness*. Harper Collins，1993.

石。（2）切合实际的目标和期望，这是幸福的内在驱动力。一个人如果没有追求的目标，幸福的河水会在懒散中干涸。（3）自尊，这是幸福的支架，也是幸福的赐予。（4）控制感情，过分地压抑或放纵自己的感情，会和幸福相悖。（5）乐观，是幸福的源泉。保持乐观，能繁衍幸福。（6）豁达，是幸福的开阔地。接纳包容可免去许多节外生枝的烦恼。（7）益友，是幸福的开心果。益友就是一眼幸福的源泉。（8）合群，人缘好，幸福自会来。(9）挑战性的工作和活动性的消遣，一张一弛，方有幸福交替出现。（10）团队意识，这是幸福的蓄水池。孤独难有幸福的空间。可见，幸福基本上与物质上的富裕占有关联不大，而最重要的是目标、希望、乐观与合群。

2012年9月底至10月初，由中共中央机关刊《求是》主管主办的综合类刊物《小康》杂志在全国范围内开展"中国幸福小康指数"调查，在对千余名受访者进行问卷调查的同时，还对近百名不同行业、不同性别、不同年龄层次的劳动者、学生等进行了深度访问。调查结果显示中国人的十大幸福标准：

——最具资本的幸福：身体健康；

——最具成就感的幸福：收入满意；

——最温馨的幸福：和家人在一起；

——最浪漫的幸福：得到爱；

——最安心的幸福：有一套属于自己的住房；

——最超值的幸福：自身价值和能力得到体现；

——最实在的幸福：吃到安全健康的食品；

——最基本的幸福：在优良的自然环境中生活；

——最长久的幸福感：社会安全；

——最可靠的幸福：有值得信赖的朋友。

与此同时，《小康》杂志归纳了导致个人不幸福的十大原因：没有理想；缺乏信念；不善发现美；不懂得爱；不知道奉献；缺乏安全感；不知足；爱攀比；信任感缺失；过于焦虑。由此可见，时过境迁，纷繁岁月，但无论如何，应当说在一个越来越关注自己身体与心灵的时代里，人们对幸福的理解更加深刻。寻找心灵的快乐、感受并体验美好生活的愉悦将被视为幸福的来源。

20 世纪 50 年代，20 岁的重庆江津中山古镇农家青年刘国江爱上了大他 10 岁的"俏寡妇"徐朝清。为了躲避世人的流言，他们跑到了大约海拔 1500 米渺无人烟的深山中隐居。刘国江为了徐朝清能够安全、方便地下山，与外界联系，开始在悬崖峭壁上开凿石阶。50 多年过去了，最终共开凿 6208 级台阶，后被世人称为"爱情天梯"。2006 年，两个老人的故事曝光后，在全国引起强烈反响，被评为"2006 年度感动重庆十大人物"。

应当说"爱情天梯"故事的背后，充满了辛酸苦辣，包含着人世间的艰难。环境的恶劣、生活的极端艰苦，面对杳无音信的外界和寂寞的天空，两位老人依然坚守了一辈子。究竟是什么力量在支撑着他们战胜苦难，从幸福心理学的角度而言，不难看出以下几点：一是生活简单忙碌，忘记了世俗的烦扰忧愁。二是强烈的生活信念，不但要活下来，而且要健康的活着，活得有价值有意义。开凿天梯其实就是一种活法，也是一种生命力量的激发。三是要幸福地活着。幸福就是奉献与付出，就是相互扶持关爱，因为深深的相爱，战胜了生活的艰难恐惧，幸福的力量就是爱与相守。这是最根本的内在动力。

三、增值的资本是心理资本

　　生活中我们需要积累资本，需要夯实发展的基础，学历、知识、金钱、权力、美貌、荣誉、人脉等都是资本，有资本就具有了改进生存与发展的机会条件。但上述资本都是短暂的，都会贬值，唯有心理资本是增值的。心理资本就是维护生命健康的本钱，拥有心理资本就拥有了获得健康幸福的基础条件。

　　2004年，美国著名管理学家路桑斯（Luthans）教授运用积极心理学的成果在组织行为领域提出了心理资本的概念，路桑斯将心理资本认定为与财力、人力和社会资本并列的高效能组织的四大资本之首。心理资本的含义主要包括以下内容：一是面对充满挑战性的工作时，坚定信心，不畏艰难，并能付出必要的努力来获得成功；二是对现在与未来持有积极乐观的态度，相信一切都会变得好起来；三是对确定的目标锲而不舍，满怀希望，不轻言放弃，主动采取各种办法，为实现目标取得成功而努力；四是即便是身处逆境和被问题困扰时，持之以恒，意志顽强，不屈不挠地坚持下去。美国心理学家约瑟夫（CarolynYoussef）教授在《心理资本》一书中，进一步将心理资本概括为自信心、乐观、希望、韧性、情绪智力等核心要素。他认为，企业的竞争优势不是财力，不是技术，而是人。人的潜能是无限的，而其根源在于人的心理资本。心理资本是贮藏在我们心灵深处一股永不衰竭的力量，是实现人生可持续发展的原动力。

　　应当说，心理资本这一学术概念与中国传统文化中的自强不息精神、"内圣外王"的人格理想本质上是相通的。在中国传统文化中，特别重视正心立德及其修炼的重要性，强调"厚德载物"的道德修炼，倡导"内圣外王"，崇尚"自强不息"。"厚德""内圣""自强"本身就是一种乐观、坚韧精神的升华，具备"厚德"的特征，达到"内圣"的境界，就能够不负众望，担当大任。可以说，拥有雄厚心理资本，是个人承受挑战和变革，从逆境走向顺境进而实现梦想的根本保证。那些具有了自信、乐观、坚韧品质的人，才能坚持探索创新，把知识技能发挥到最大限度，创造出自己的辉煌事业。

在中国，有一位跌倒了又爬起来赢得大家尊敬的老人，他的名字叫褚时健。褚时健出生在一个农民的家庭。曾担任云南玉溪地区行署人事科科长。51岁时褚时健接手玉溪卷烟厂，出任厂长。经过18年的艰苦努力，把当年濒临倒闭的玉溪卷烟厂打造成亚洲最大的卷烟厂。褚时健创立了中国的名牌企业红塔山集团，褚时健也成为中国烟草大王，红塔山集团累计为国家创税收高达991亿元。就在褚时健走到人生巅峰时，1999年因为经济问题锒铛入狱，被判无期徒刑（后来减刑至有期徒刑12年）。入狱期间，因严重的疾病褚时健获准保外就医，没想到74岁的褚时健竟然带着年迈的妻子进驻荒山，承包了哀牢山上2400亩的荒地开始种橙子。橙子挂果要6年，也许看不到果实挂上枝头，老两口早已不在了。人生大戏在后头，10年光景，斗转星移，当年承包的荒山挂果了，辛勤种下的果实摆上了老百姓的餐桌，广受称赞，被冠名为褚橙，此时，已84岁的褚时健再次扬名天下。深圳万科集团董事长王石在商界可谓志得意满，傲视群雄，也许是一时的兴致突发登上了哀牢山，专程去拜访这位不同凡响的时代风云人物。当他看到一个年迈的老人，戴着一副大墨镜，穿着破圆领衫，从果园草地里走到面前，兴致勃勃地跟他畅谈橙子 6 年后挂果是什么情景时，发出心中的无限感慨：人生最大的震撼在哀牢山上！

"一个人的成功不是因为攀上山顶有多高，而是跌入谷底的反弹力有多强"，这句充满哲理的话语，不仅可以诠释心理资本的深刻含义，而且也是对哪些矢志不移、自强不息的创业者们的高度评价。

四、把心理健康放在首位

世界卫生组织提出的健康四大基石：合理饮食，适当运动，戒烟限酒，心理平衡。其中最关键的是心理平衡。有位退休的老人说得好，人生的幸福在于"老本"。一是老友。要交几个知心朋友相互交流。二是老窝老伴。有个适宜生活的居所，身边有个老伴相互关照。三是老乐。就是有自己喜欢的事情干，不能无聊空虚。四是老本。这个"老本"就是身心健康，对生活有信心、希望。健康的金钥匙不是挂在墙上，而是握在自己手里。

"人民艺术家"秦怡被周恩来总理赞为"中国最美丽女性"，她得过四次大病，开过七次刀，一生经历了太多劫难和风雨。但是秦怡说："无论什么情况下，我都尽量保持开朗、乐观。50 岁时，我就设法保持三四十岁时的精神状态；60 岁时，又要努力体现四五十岁的精神状态。一个人只要精神上乐观就会始终充满青春的活力。"吴祖光在《秦娘美》里曾说道："秦怡具有中国妇女的传统美德，身处逆境而从不灰心丧志，能够以极大的韧性迎接苦难克服苦难，永远表现为从容不迫。"

心理学研究表明，人的紧张、抑郁、愤怒三种负面情绪会影响身体营养的吸收，损害人的健康，使心跳加快，血压升高，血流加速，造成消化功能下降，会引起胃功能紊乱或溃疡。长期陷入悲痛之中，会损坏记忆能力，造成反应迟钝，失眠健忘。如果持续承受压力，身体免疫力会下降，疾病增多。具有积极稳定情绪的人，身体疾病康复得快。快乐、镇定、心情愉快的人，比情绪低落心境抑郁者患感冒的概率会更小。临床医学研究表明，小到感冒，大到冠心病和癌症，都与情绪有着密不可分的关系。充满心理痛苦、压抑，经常感到不安全和不愉快的人，免疫力低下，经常感冒、一着急就喉咙痛；紧张的人则会头痛、血压升高，容易引发心血管疾病。经常忍气吞声的人得癌症的概率是一般人的 3 倍。

2018 年 10 月 12 日，《生命时报》头版刊发了中国科学院院士、北京大学第六医院院长陆林撰写的《心理健康应排首位》文章。陆林院士结合自己 30 年从医经验，畅谈了对国人精神心理健康的观察和思考，给大家提出了五条建议：一是把心理健康排在首位。一个人哪怕躯体存在残障，但只要心理健康，就能生活得有价值、有意义。相反，即使身体健全，物质生活丰富，但天天焦虑抑郁，生活质量也会大打折扣。二是一老一小要关注。青少年和老年人是心理疾病的高发人群，应引起重视。尤其需要注意的是，儿童青少年人脑还处在发育阶段，自控力还需要培养，应谨防游戏成瘾这一心理疾病。老年人要面对退休后社会角色的转变，空巢家庭甚至配偶去世后的孤独生活，还有慢性病的考验，这些都使他们更易患心理疾病。三是勇于选择，敢于放弃。当自身条件不足以支持一个选择时，要学会勇于放弃。如果不考虑自身情况，存在不切实际的幻想，只能增加更多的心理压力。四是身心健康密不可分。临床上有20%左右的疾病是心理问题导致的，但很多都被当成了躯体疾病来治。忽视病人内心的症结，最终导致医疗资源的浪费。五是多些关爱少些非议。陆林院士曾经遇到一位患者，前前后后在医院看了两年病，状态恢复得不错，但由于压力很大，工作繁忙，没有时间休息和运动，病情反而加重了。陆林院士强调，如何在心理欲望与现实需要之间如何找到平衡点，保持愉快稳定的情绪状态，这一点非常重要。

在此，维护健康首先从"心"开始，领导干部志存高远，追求"修身齐家治国平天下"的人生目标，实现"穷则独善其身，达则兼善天下"的人生境界，离不开健康愉快的身心状态，要把心理健康放在首位，这是追求事业成功人生幸福的坚实基础。

小测验：测量你自己的健康①

请根据自己的实际情况，将下列选项用分级标准进行分级。　分级标准：6＝十分同意；5＝比较同意；4＝有点同意；3＝有点不同意；2＝不太同意；1＝十分不同意。

1. 我对自己持有积极的态度

2. 我意识到并且接受自己有优点也有缺点

3. 我对自己过去的生活方式持肯定态度

4. 我喜欢与他人建立温暖、满意和信任的关系

---

① ［美］里克·M. 加德纳，刘军等译：《日常生活心理学》，中国人民大学出版社2008年版，第294－295页。

5. 我经常对他人的幸福表示关心

6. 我对他人能表示强烈的情感，包括很强的移情、爱心和亲密感

7. 我能抵制很强的社会压力，能独立思考和行动

8. 我根据自己的标准而不是他人的标准来衡量自己

9. 我对他人对我的看法和期望不是很在意

10. 我对有效处理每天的事情的能力很有信心

11. 我能意识到机会的存在并利用它们

12. 我感觉自己能控制环境

13. 我明白生命是有目的的

14. 我相信自己过去的和现在的生命都有意义

15. 我相信自己的生命在朝好的方向前进

16. 我视自己的生命为一个成长和发展的机会

17. 我感觉到自己在随着时间进步

18. 在成长中，我对自己的了解会更多

得分解释：拥有健康的个性心理与上述各项保持一致。测试得分越高，心理越健康；如果与许多题目相违背，心理健康水平较低。

第二章

心理健康的
内涵及主要标准

人的一生，不仅要活着，而且要健康欢乐地活着。活着需要精气神，这个精气神就是状态良好，轻松愉快，积极向上。为什么有的人快乐愉悦，是因为满怀信心与希望，体会到生命的价值和意义，拥有心理的满足感。为什么有的人忧愁悲伤，不是因为路途遥远，而是负荷太重，心情郁闷。从领导干部的职业生涯中我们也不难看到，有的满腔热情，精神抖擞，不畏艰难，充满自豪感与成就感，有的却百般愁绪，压抑痛苦，陷入心理危机中难以自拔。同样一个工作岗位，有的亲切体验，轻松上阵，有的失意伤感，郁郁寡欢。不是物质待遇问题，而是心态纠结。如何感受工作岗位上的成就感，获得职业生涯中的幸福感，需要深入了解和认识什么是心理健康，如何在工作和生活中把握心理健康的标准。

一、心理健康的基本内涵

1947 年，世界卫生组织（WHO）在成立宪章中明确指出：健康乃是一种生理、心理和社会适应都完满的状态，而不只是没有疾病和虚弱的状态。1978 年，国际初级卫生保健大会发表《阿拉木图宣言》，对健康的内涵又作了重申，认为"健康不仅是疾病与体弱的匿迹，而且是身心健康、社会幸福的完美状态"。该宣言又进一步提出："健康是基本人权，达到尽可能的健康水平，是世界范围内的一项最重要的社会目标。"1989 年，世界卫生组织根据人类社会发展的需求，将"道德健康"纳入健康概念之中，提出了 21 世纪健康的新概念：健康不仅是没有疾病，而且包括心理健康、社会适应良好和道德健康。对健康的定义改变了以往的健康观，从无生理异常现象而免于疾病的观念逐步转换到身心统一的健康观。这一健康观体现了生物、心理和社会健康的综合特质。

（一）识别心理健康的基本原则

心理是客观现实的反映，是脑的机能。心理活动体现在认知系统、情绪情感系统以及个性心理各个方面。感觉、知觉、记忆、思维、想象等认知系统如何正确地反映客观现实，情绪情感世界如何体验这一认知活动，人的性格、气质、能力等个性品格中如何表现相应的个性心理特点，这是识别心理健康与心理异常的重要标准。一般而言，识别心理正常与心理异常有三条原则。

一是主观世界与客观世界相统一性的原则。心理是客观现实的反映，任何正常心理活动或行为，必须在形式和内容上与客观环境保持一致。如果一个人说他看到或听到了什么，而客观世界中，当时并不存在引起他这种知觉的刺激物，那么可以肯定地讲，他的心理活动已存在不正常现象了。

二是心理活动的内在协调性原则。心理活动分为认知系统、情绪情感系统和个性心理现象等部分，各种心理过程之间是一个完整的统一体，具有协调一致的关系，这种协调一致性，保证人在反映客观世界过程中的高度准确和有效。比如一个人获得了表彰奖励，会产生愉快的情绪，高兴地向家人表达自己愉快的体验。如果不是这样，而是用痛苦的表情语言，向别人述说愉快的事，或者对无比痛苦的事，做出非常快乐的行为，心理过程失去了协调一致性，可以称之为异常状态。

三是人格的相对稳定性原则。人格是在长期生活中形成的习惯化的行为方式和心理特征。人格特征一旦形成便有相对的稳定性。一个人的个性稳定性出现问题，其心理活动也会表现出异常。比如一个待人接物非常热情的人，突然变得孤独冷淡，一个表面上十分虔诚的人，背后却卑鄙虚伪，就可以说，他的人格结构已经偏离了正常轨道。

（二）健康人格的基本特质

心理健康代表着一种心理发展的水平或层次，代表着一种高水平的、高协调性的心理动态过程。在心理学范畴内，心理健康这一概念的核心是人格健全。

关于健康人格的概念很多，心理学界比较公认的是马斯洛的健康人格理论。依照马斯洛的观点，心理充分健康应具备15个方面的"积极特质"：（1）对现实有卓越的洞察力并能和现实保持适宜的关系；（2）对自我、他人和客观事物表现出最大限度的认可和接纳；（3）行为方式自然真实地流露，表现出朴实、纯真的美德；（4）以问题为中心，而不是以自我为中心，视野开阔，常常关注各种社会问题；（5）具有超然独立的特性和离群独处的需要；（6）意志自由，不受文化和环境的限制、约束；（7）具有清新不逊的鉴赏力；（8）能够产生某种神圣意义上的神秘体验和高峰经验；（9）更多地具有全人类的共性，爱人类并认同自己是全人类的一员；（10）拥有持久而良好的人际关系；（11）具有民主的性格结构；（12）具有强烈的伦理道德观念，绝不为达到某种个人目的而不择手段；（13）具有良好的发展性的非敌意的幽默感；（14）具有创造革新的思想和能力；（15）能够抵抗消极的适应现存的社会文化类型，具有处世独立的内在品质。①

美国学者坎布斯（A. W. combs）认为，一个心理健康、人格健全的人应具有 4 种特质：

（1）积极的自我观念。能悦纳自己，接受自己，也能为他人所悦纳，能体验到自己存在的价值，能面对和处理好日常生活中遇到的各种挑战。尽管有时也可能会觉得不顺心，也并非总为他人所喜爱，但是肯定的积极的自我观念总是占有优势。

（2）恰当地认同他人。能认可别人的存在和重要性，即能认同别人而不依赖或强求别人，能体验到自己在许多方面和大家都是相同的、相通的，能和别人分享爱和恨、乐与忧以及对未来美好的憧憬，并且不会因此而失去自我，仍保持着自我的独立性。

（3）面对和接受现实。能面对和接受现实，而不论其是好是坏，对自己有利或不利，即使现实不符合自己的希望与信念，也能设身处地、实事求是地面对和接受现实的考验。能够多方面寻求信息，善于倾听不同的意见，正确把握事实的真相，相信自己的力量，随时接受挑战。

（4）主观经验丰富，可供利用。能对自己、周围的事物、人物及环境有较清楚的知觉，不会迷惑和彷徨，在自己的主观经验世界里，储存着各种可资利用的信息、知识和技能，并能随时提取使用。善于发现和利用自己的长处和优点，同时也能借鉴和学习别人的长处和优点，以此来解决自身所遇到的问

---

① ［美］马斯洛等：《人的潜能与价值》，华夏出版社 1987 年版，第 77 页。

题，从而增进自己行为的有效性，并且不断丰富自己的经验、知识库。

（三）心理健康的基本内涵

从识别心理健康的基本原则及个性心理健康的核心要素出发，心理健康的基本内涵主要包括以下几个方面：

（1）从自我认知上：心理健康者智力正常，具有良好的观察力、记忆力、想象力、思考力；心理健康的人能体验到自己的存在价值，既能了解自己，又能接受自己，具有自知之明，即对自己的能力、性格、情绪和优缺点都能做到恰当、客观的评价，对自己不会提出苛刻的非分期望与要求，对自己的生活目标和理想也能定得切合实际；心理健康的人乐于与人交往，不仅能接受自我，也能接受他人，悦纳他人；心理健康者人际关系协调和谐，在生活的集体中能融为一体，乐群性强；心理健康的人珍惜和热爱生活，积极投身于生活。在工作中尽可能地发挥自己的个性和聪明才智，并从工作的成果中获得满足和激励；心理健康的人能够面对现实，接受现实，并能够主动地适应现实，进一步地改造现实，而不是逃避现实。

（2）在情绪体验上：心理健康的人愉快、乐观、开朗、满意等积极情绪状态总是占据优势的，能适当地表达和控制自己的情绪，喜不狂，忧不绝，胜不骄，败不馁，谦虚不卑，自尊自重；心理健康者满意度高，心情开朗、乐观。

（3）在人格层面上：心理健康的人，其人格结构包括气质、能力、性格和理想、信念、动机、兴趣、人生观等各方面能平衡发展，健全的人格意味着人的整体精神面貌能够完整、协调、和谐地表现出来。心理健康的人，思考问题的方式是适中和合理的，待人接物能采取恰当灵活的态度，对外界刺激不会有偏颇的情绪和行为反应。心理健康的人应具有与同年龄段大多数人相符合的心理行为特征。

二、领导干部心理健康的主要标准

对于领导干部而言，一方面与普通人一样具有共同的心理健康要求，另一方面由于其职业角色的特殊性和职责的重要性，其心理健康还体现出与其工作性质特点相适应的特殊内涵。在此，清醒的自我意识、良好的人际关系适应、稳定的情绪状态、健全的性格结构、宽容和尊重理解人的品德以及富有同情心和社会责任感，可谓是领导干部心理健康的重要方面。

（一）清醒的自我认知

"自警、自省、自励、自重"即是清醒自我的主要内容，也是心理健康的重要标志。著名心理学家密特尔曼（Mittelman）认为，"充分了解自己，并对自己的所学所能作出适当的评价"是成熟自我意识的标准之一。领导干部具备清醒的自我认知，首先要在以下三个环节上下功夫：一是在自我认知上加强训练，包括自我观察、自我评价、自我审视等，亦即搞清楚自己是怎样一个人，是一个性格内向型的人还是外向型的人；是一个反应敏捷、思维灵活的人还是一个反应迟缓、思维呆板的人；是一个依赖顺从型的人还是一个独立支配型的人。二是自我体验要深刻，即"自重、自警"。这包括自我感受、自我珍惜、自我尊重、责任感、义务感和使命感等，就是要搞清楚人为什么要活着，人生的价值意义何在，领导干部的荣誉感和重要感体现在何处等。三是自我调节控制力要强，亦称"自励"，包括自我约束、自我监督、自我勉励、自我矫正等，亦即清楚理解怎样才会获得积极愉快的人生，怎样才能达到自我完善的境地。毋庸置疑，一个人只有清楚地认识到自己的所作所为，行为协调一致，内心才是稳定和踏实的，才感到充实而有力量。可是，在现实工作中，有的领导干部却不尽然。或自命不凡，自视清高，显得卓尔不群，兴趣索然；或自轻自贱，举止猥琐，显得不伦不类，让人鄙视。归纳起来，在领导干部自我意识发展中，具体表现为如下四种类型：一是自我肯定型，这是主流。即主观与客观相统一，理想与现实相协调，自我意识清楚明确。如有的领导干部能够摆正自己的位置，心境明朗，情绪稳定，脚踏实地，各方面的工作井井有条，活而不乱；有的"自省、自励"，严于律己，宽以待人，团结协调，目标明确，表现出良好的精神状态。二是自我否定型。即理想与现实相脱离，主观与客观相分裂，好大喜功，华而不实，不求实际效果，只图形式热闹。心境浮躁，不知所云，对挫折的承受力弱，稍遇不顺心，便归咎于客观事物，要么一蹶不振，意志消沉，要么孤芳自赏，自欺欺人，造成工作或事业上的损失。三是自我萎缩型。即不求有功，但求无过。不是积极进取，努力实现人生抱负，而是消极等待，退缩保守，"熬"年头、"熬"资格、"熬"待遇，浑浑噩噩，以求得暂时满足自居。这类干部虽是少数，但影响很大，必须认真对待。四是自我混乱型。即摇摆于理想与现实之中，动机冲突强烈，心理负荷较重。如有的领导干部虽以"淡泊以明志，宁静以致远"自省，以"穷则独善其身，达则兼善天下"自勉，以"天行健，君子以自强不息"自励，但是面对当下各种利益矛盾的纠葛，时时陷入情感与理智、个人与集体、索取与奉献的两难困境之中。其心境体验也十分强烈，自我意识的成熟水平有待进一步提高。

（二）良好的人际适应

心理学研究认为，任何人都具有普遍的社会性安全感需要。这种安全感的本质是人与人之间真诚的情感联系，其亦是获得心理健康的基本途径，领导干部亦不例外。在日常工作中，一些干部之所以看重同他人的交往，注重别人对自己的印象和评价，珍惜别人对自己的接纳和帮助，即是希望能够尽快地同他人建立起良好的人际关系，获得积极的心理体验的表现。这种真诚的亲密的人际关系一旦确立下来，不仅会增强开拓工作新局面的自信心，而且会极大地满足社会安全感的基本需要。在此，需要指出的是，要拥有充实的情感体验，就必须把握真诚待人、勤政为民的要旨，真心实意地替他人着想，替百姓分忧，为群众动真情、办实事。这是获得充满人间温情的社会安全感、得到"群众公认"的奥秘所在。但有的领导干部却使这种人际情感体验扭曲化、庸俗化；有的一味沉湎于觥筹交错之中领悟所谓的"情感深厚"；有的通过换帖子、拜把子，搞金兰结义，以求世俗化的情感效应；还有的视草芥若芝兰，迷魂汤一喝、迷魂舞一跳便恍恍惚惚、飘飘然，自以为感觉良好。殊不知，虽应酬繁，但难消寂寞空虚。由于脱离群众，失去真诚，忘记自己的职责和使命，终究难觅人生知己，愈加会体验到情感的失落与不安全，这是一种人际关系适应不良的表现。

（三）稳定的情绪状态

社会心理学研究认为，情绪情感是一种反映人与外界环境关系的特殊心理体验。情绪的发生往往与那些比较低层次的天然需要相联系；情感则与人的社会性需要相联系，是一种属于高层次的心理体验。人的任何行为都与情绪情感发生着密不可分的联系，不同的情绪情感状态对于人的心理有着不同的影响。现实生活中我们也常常感受到，积极的情绪情感总使人心情愉快，干劲倍增。健康、活泼、热情、乐观的心理体验不仅给人以轻松愉快的心理感受，而且会使人减缓身心负荷与压力，消除紧张恐惧，增强机体抵抗疾病的能力。另外，乐观积极的情绪情感也能够调节心理气氛，改变生活和工作中的沉闷感，有助于促进自己的工作与学习，提高工作效率。相反，消极不愉快的情绪情感则对人的身心有害。愤怒、焦虑、紧张、恐惧、嫉妒、忧愁不仅降低人的活力，而且会对人的行为活动产生干扰阻碍作用，诱发各种身心疾病。过度抑郁、苦闷、嫉妒，不仅使个人处于无穷无尽的烦恼中难以自拔，而且会使人神经功能失调，导致未老先衰。现代医学研究认为，长期焦虑、压抑和紧张，是胃溃疡、高血压、心脏病和肿瘤的诱因。作为领导干部，自身肩负着繁重的工作任务，面临着各种错综复杂的工作局面，迫切需要一个健康稳定的情绪情感状态，使自己始终满腔热情地投入工作，赢得事业上的成就与成功。但是，我们时不时会看到这样的情况：有的领导干部不善于做情绪情感的主人，而是处处被情绪所左右，工作或生活中稍遇不顺心的事，便心情烦躁，坐卧不宁；有的把家庭中的一些矛盾带到正常的工作中；有的则将工作上遇到的不如意投射到家庭生活中，使得周围人心惶惶，无所适从；更有甚者，情绪反复无常，以个人好恶来对待工作，愉快时什么都容易解决，不高兴时什么都难办，这种不健康不稳定的心态往往还导致部门之间或上下级之间连锁的不良情绪反应。因此，领导干部要注重心理健康，情绪情感要健康，要学会控制自己的情绪，积极进行情绪调节，获得积极愉快且满意的情绪体验。只有这样，才能把工作搞好。

（四）健全的性格结构

性格是人对现实稳定的态度和行为方式中的个性心理特征的总和。健全的性格结构指的是性格在态度上、情绪上、理智上和意志特征上表现出的稳定性和完整性。从性格的态度特征上讲，主要体现在个人对社会、对集体、对工作、对学习、对待他人和自己的相互关系上。譬如有的干部为人正直，刚正不阿；有的热爱集体，一心为民；有的关心他人，富于同情心；有的虚怀若谷，勤奋朴实，工作责任心强。相反，有的自私、虚伪、善于阿谀奉承，为人狡诈冷酷；有的自负自满，任性放纵，工作缺乏责任心。从性格的情绪特征上讲，有的情绪活动大起大落，容易被情绪控制；有的情绪体验比较微弱，对身心状态和工作影响较少；有的精神饱满，积极乐观，不以升降论荣誉，不以职位高低品贵贱，心境平稳，神态自若。相反，有的则经常闷闷不乐，焦虑烦躁；有的一遇挫折便萎靡不振，郁郁寡欢；有的一旦失意，便情绪失控，几乎判若两人。从性格的理智特征方面讲，有的领导干部观察敏锐，善于发现问题和分析问题，能够仔细求证，大胆决策；有的工作上雷厉风行，果断刚强；有的粗中有细，富于思考判断，作风细腻，章法清楚。相反，有的粗而不细，不求甚解；有的感情用事，不善思考；有的作风粗暴，独断专行；有的沉溺于幻想，罗曼蒂克，拍脑袋出成绩，拍胸脯耍威风；有的做工作虎头蛇尾，缺少章法，总想一鸣惊人，结果搞得一塌糊涂。从性格的意志特征方面讲，有的领导干部信念坚定，意志顽强，目标明确，工作扎实；有的果断积极，行动敏捷；有的勇敢坚定，不屈不挠；有的自制坚韧，锲而不舍。相反，有的优柔寡断，人云亦云；有的朝三暮四，退缩忍让；有的怯懦恐惧，消极防御；有的疑心太重，患得患失。由于性格品质的不同，反映在领导干部思想作风、认识水平、工作效果上也不一致。尤其是那些在性格方面存在种种缺陷的干部，如果不注意加强培养和锻炼，难当大任。即使一时当任，也难免出现失误，给工作和事业带来损失。

（五）宽容和尊重、理解

宽容是人类的美德，也是个人心理健康的附带特点。宽容的标志是善于尊重理解人，表现为能够用欣赏的目光看待一切，能够从不同侧面、不同角度观察到人或大自然蕴藏的美。作为领导干部，善于发现身边或周围每个人的特点和长处，是讲究领导艺术的表现。唯有这样，才能调动一切积极因素，团结一切可以团结的力量，群策群力，齐心协力把工作做好。社会心理学研究表明，人与人之间牢固的情感反映，在于相互间的尊重和理解。由于尊重和理解，能够使对方体验到自身的价值和"重要感"，激发起与之患难与共的心理感受，增强工作的信心和勇气。日常工作中我们可以看到，许许多多的领导干部以身作则，严于律己，宽以待人，干群之间关系融洽，上下级之间团结和睦。同志们在这种宽容的心理氛围中工作和学习，共同品尝并体验到自身的"重要感"，群体凝聚力和向心力大增。如有的企业亏损，干群一心"精神不亏损"，短时间扭亏为盈；有的部门毫无生气，工作效率严重下降，换了领导之后，局面大变，士气上升，前后反差明显。其实质，就在于"多一点"和"少一点"的关系上。只要多一点尊重人，理解人，多一点宽容与公正，少一点冷漠与偏见，少一点自私猜忌，必然会产生截然不同的奇异效果。然而，在现实中，有的领导干部心胸狭窄，容人之心不足，妒人之心有余，总害怕别人超过自己，害怕看到别人的长处和优点，妒贤嫉能，排斥异己，造成人际关系紧张，严重影响到群体士气；有的同事之间缺乏真诚，心理不相容，彼此猜忌揣测；尤其是有的个别主要负责人之间自立门户，互不沟通往来，较劲憋气，导致怨声载道、民怨沸腾；还有的貌似高明，颐指气使，指手画脚，独断专行，不尊重他人感情，不珍惜群众的劳动成果，造成干群之间、领导之间的情绪对立，给一些别有用心之人留下可乘之机；更有甚者，动机卑劣，拨弄是非，造谣中伤，打击报复，导致众叛亲离，给党和人民的事业造成不可挽回的重大损失。

（六）富有同情心和社会责任感

同情心缘于一个人对社会和他人真诚的关切和爱护，是一个人高尚情操的具体表现。心理学上把一个人的同情心和社会责任感从情感和理智两方面进行统一的评价，称之为"良心"。当一个人从这两个方面来审视自己的心灵，并感觉到自己的追求与准则时，就会产生一种"无愧于心"的感受。同时，获得一种极大的愉悦和满足，进一步增强工作和生活的信心以及克服挫折困难的勇气。反之，则会产生"良心"上的不安与冲突，感到羞愧和内疚，促使自己改正行为，并力图重新树立起自己的完整形象。譬如有的领导干部到贫困地区调查时，看到当地百姓的生活贫苦，心中涌现出无比的同情与关爱，以至于流泪动情，送钱送物。其潜在原因即是一种高度的社会责任感和强烈的同情心使然。相反，在现实生活中，我们也看到，个别领导干部那种作威作福、侵吞民脂民膏、大肆挥霍浪费、贪污腐败的丑恶行径。他们不仅不可能获得"问心无愧"的极大愉快和满足感，有的只能是紧张、焦虑、内疚和不安全、不稳定感。这种不健康的心理意识必然侵害他们的精神世界，使他们堕入毁灭的深渊。

小测验：A 型性格小测验

本测验共 60 题，请根据自己的情况判断"是"或"否"。

1. 我觉得自己是一个无忧无虑、悠闲自在的人。

2. 即使没有什么要紧的事，我走路也快。

3. 我经常感到应该做的事情太多，有压力。

4. 我自己决定的事，别人很难让我改变主意。

5. 有些人和事情常常使我十分恼火。

6. 我急需买东西但又要排长队时，我宁愿不买。

7. 有些工作我根本安排不过来，只能临时挤时间去做。

8. 上班或赴约会时，我从来不迟到。

9. 当我正在做事，谁要是打扰我，不管是有意还是无意，我总是感到很恼火。

10. 我总是看不惯那些慢条斯理、不紧不慢的人。

11. 我常常忙得透不过气来，因为该做的事情太多了。

12. 即使跟别人合作，我也总想单独完成一些更重要的事情。

13. 有时候我真想骂人。

14. 我做事总想慢慢来，思前想后，拿不定主意。

15. 排队买东西，要是有人加塞，我就忍不住要指责或出来干涉。

16. 我总是力图说服别人赞同我的观点。

17. 有时我自己都觉得，我操心的事情远远超过我应该操心的范围。

18. 无论做什么事，即使比别人差，我也无所谓。

19. 做什么事我也不着急，着急也没有用，不着急也误不了事。

20. 我从来没有想过要按自己的想法办事。

21. 每天的事情都使我精神十分紧张。

22. 就是去玩，如逛公园，我也是先去玩。

23. 我常常不能宽容别人的缺点和毛病。

24. 在我认识的人里，个个我都喜欢。

25. 听到别人发表不正确的见解，我总想立即去纠正他。

26. 无论做什么事情，我都比别人快一些。

27. 人们认为我是一个干脆、利落、高效率的人。

28. 我总觉得有能力把一切事情都办好。

29. 聊天时，我也总是急于说出自己的想法，甚至打断别人说话。

30. 人们认为我是一个安静、沉着、有耐心的人。

31. 我觉得在我认识的人之中值得我信赖和佩服的人实在不多。

32. 对未来我有很多想法和打算,并总想都能尽快实现。

33. 有时候我也会说人家的闲话。

34. 尽管时间很充裕,我吃饭也很快。

35. 别人讲话或者报告讲得不好,我就着急,还不如我来讲呢。

36. 即使有人欺负了我,我也不在乎。

37. 我有时会把今天该做的事情拖到明天去做。

38. 当别人对我无礼时,我对他也不客气。

39. 有人对我或者我的工作吹毛求疵时,很容易挫伤我的积极性。

40. 我常常感到时间已晚了,可一看表还早呢。

41. 我觉得我是一个对人对事都非常敏感的人。

42. 如果犯有错误,不管大小,我都承认。

43. 我做事总是匆匆忙忙的,力图用最少的时间做最多的事情。

44. 坐公共汽车时,即使车开得很快我也常常觉得车开得很慢。

45. 无论做什么事情,即使看着别人做不好,我也不想拿来替他做。

46. 我常常为工作没有做完,一天又过去了而感到忧虑。

47. 很多事情如果由我来负责,情况要比现在好得多。

48. 有时候我会想到一些说不出口的坏念头。

49. 即使领导我的人能力差、水平低,不怎么样,我也能和他合作。

50. 必须等待什么的时候,我总是心急如焚,没有耐心。

51. 我常常感到自己能力不够,所以在做事遇到不顺利的时候就想放弃不干了。

52. 我每天都看电视，也看电影，不然就心里不舒服。

53. 别人托我办的事，只要答应了，我就从不拖延。

54. 别人都说我很有耐心，做什么事都不着急。

55. 外出乘车、船或跟人约定时间办事时，我很少迟到，如果对方耽误我就很恼火。

56. 偶尔我也会说一两句假话。

57. 许多事本来大家可以分担，可我还是喜欢一个人干。

58. 我觉得别人对我的话理解太慢，甚至理解不了我的意思似的。

59. 我是一个性子急躁的人。

60. 我常常容易看到别人的短处而忽视别人的长处。

答"是"计分的题目。（每题一分）

2、3、4、5、6、7、9、10、11、12、15、16、17、21、22、23、25、26、27、28、29、31、32、34、35、38、39、40、41、42、44、46、47、50、53、55、57、58、59、60。

答"否"计分的题目。（每题一分）

1、14、18、19、30、36、45、49、51、54。

以下题目：

8、13、20、24、33、37、43、48、52、56 是否不作计分？

判别标准如下：50～37分属于典型的 A 型，形成慢性心脑血管疾病的可能性很大；建议此类人群立即"降速"，合理安排工作，利用业余时间培养其他方面的兴趣，并加强关注个人心血管健康状况。

36～29分属于中间偏 A 型（简称 A－）；

28～27分属于中间型（M 型）；

26~19分属于中间偏B型（简称B-）；

18~1分属于典型的B型。

B型人群属于压力回避型人群，从事快节奏工作，或者面临高压情境，可能会感到不适或者不能及时恰当地处理。

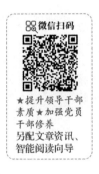

微信扫码

★提升领导干部
素质★加强党员
干部修养
另配文章资讯、
智能阅读向导

第三章

领导干部心理问题及原因

高素质专业化的干部队伍，也必然是一支身心健康、积极向上的干部队伍。当前大多数领导干部的心理是健康的，保持着良好的精神状态，但的确还有少数领导干部心理素质不佳，因心理负担过重，出现焦虑、抑郁等问题，甚至有个别干部心理严重失调，导致精神崩溃，这不得不引起我们深思。心理学家研究表明，在心理问题中，一般的心理问题在现实生活中占了80%，主要表现在社会适应不良、职业枯竭、人格不健康、认知问题、情绪问题、意志问题、人际关系问题等7个方面；心理障碍大约占15%，主要表现为神经症、人格障碍两个方面。严重的心理疾病不超过5%，这些人需要药物治疗，必要的还要做医学上的观察。

一、领导干部心理问题不容忽视

近年来，国内外专家学者、科研机构曾多次开展领导干部群体心理健康方面的调查研究，《中国国民心理健康发展报告（2017—2018）》显示，我国干部队伍整体素质良好，近80%的党政干部具有良好的身心健康水平。但调查结果也发现，仍有5%的人焦虑水平比较高，5.5%的人抑郁水平比较高，10.2%的人压力水平比较高。其中，不同性别、年龄、婚姻状况、受教育程度和不同群体的心理健康水平差异显著：女性心理健康水平明显好于男性；中年群体的心理健康水平显著低于其他群体；未婚群体的心理健康水平差于已婚群体；受教育程度低的群体心理健康水平也较低；党政机关普通干部的心理健康水平低于金融系统公职人员。

在此，需要注意的一个现象是，党政干部心理障碍指数和职业倦怠指数都较高。公安部的一项调查显示，2014 年和2015 年，全国因公牺牲的公安干警人数分别为 438 名和 393名，其中有近半数牺牲的干警并非因公殉职，而是在多种压力下突发心梗、脑出血等疾病去世的。根据 2016 年《中国新闻周刊》的一项报道，官员自杀的案例逐年升高，一个很重要的因素就是官员的心理状况。报道中指出，"10% 的严重抑郁症患者会以自杀方式结束生命，而 50% ~ 60% 的自杀官员本质上都患有抑郁症。"2019 年 1 月，中科院心理研究所发布的《中国国民心理健康发展报告（2017—2018）》蓝皮书中，干部队伍群体中处于中高等焦虑、抑郁和压力水平的比例分别达到 35. 2% 、33. 2% 和 52. 2% ，也就是说，有 1/3 到一半左右的群体都处在中高水平的焦虑、抑郁和压力状态中。在日常工作中，处于领导岗位的往往需处理种种复杂尖锐的社会矛盾，有些情况会与自己的认知相冲突，这种冲突往往会引起一些心理问题。此外，不健康的官场生态也会导致或加剧一些心理问题。

中共中央党校（国家行政学院）胡月星教授研究团队采用SCL - 90 量表，对参加培训的 511 位领导干部的问卷测评结果表明，在九项因子中，领导干部的强迫症状、人际敏感上有明显症状的人数所占的比重较高。有 6% 以上的领导干部存在中等以上的心理健康问题，其中企业领导干部的心理健康状况要低于党政机关领导干部健康水平，尤其是大型国有企业的领导干部，相对于党政机关领导干部而言，焦虑程度更加明显。在此，需要明确的是，一些干部心理健康"亮红灯"，都是在超负荷工作的情况下，持久压力应激状态，其中睡眠障碍、情绪障碍，以及身心压力过大产生的工作倦怠感、自我评价低等是主要原因。

二、主要心理问题及障碍

在领导干部职业生涯中，职位不能一劳永逸，事业需要坚持不懈。能上能下是常态，能屈能伸是心态。能上需要能力机遇，能下需要智慧水平。在此，心态健康是关键所在。只有心胸宽广的人，才能真切感受到天地辽阔，只有心态平和的人才能领悟到云卷云舒。当下的许多干部学历水平高，能力强，实践经验丰富，可谓能力卓越，见多识广。但能力强学识水平高，未必心理能力就强。现实中我们也不难发现，有的干部情绪烦躁，心情郁闷，精神状态萎靡；有的心理失衡，心理负荷加重，存在多疑、紧张、焦虑、孤独抑郁等心理障碍，甚至患有不同程度的心理疾病。对于这些问题，表面上看是心理健康状态欠佳，实际上是心理能量不足，缺乏良好的心理健康适应能力。归纳起来，领导干部心理能力不足主要有如下六种表现：一是挫折感强，认知失调，但承受力脆弱，稍微遇到不如意的事情就情绪波动大，心情极端烦躁；二是争强好胜，喜欢自我吹嘘表现，虚荣心强，敏感多疑，不能与他人和谐相处，陷入孤独苦闷之中；三是心态消极，缺乏兴趣，工作上被动应付，生活上百无聊赖，失去工作和生活热情；四是角色困惑，不能清楚地了解自己认识自己，自我萎缩，心理压抑；五是目标失落，对未来感到迷茫，找不到方向，看不到希望，萎靡不振，信念动摇；六是抑郁苦闷，自怨自艾，自卑自怜，缺乏灿烂阳光，经常陷入抑郁痛苦之中难以自拔。上述心理问题对自身的发展进步都会产生潜在的负面影响及干扰作用。

当下，对于领导干部而言，心理问题及障碍主要表现在如下方面：

一是焦虑烦躁。焦虑是一种持续的忐忑不安、紧张困惑的情绪反应。主要表现为身心疲惫、着急上火、心神不宁、紧张烦躁、失眠多梦或疲劳健忘等状况。由于工作上疲于应付，生活上压力重重，人际关系上烦躁多端，加之工作环境复杂要求高，容易陷入焦虑、抑郁情绪。《小康》杂志 10 年前曾进行了"现代职场你的压力大吗?"问卷调查，结果显示，高达 95.6% 的参访者承认感到有压力，其中 51.8% 的参访者认为自己压力很大，工作中时常感到焦虑；45.9% 的参访者觉得面对工作提不起劲，很疲劳。这几年的职场焦虑并未改善，更有明显增强的趋势。调查中发现，有 50% 以上的人受到焦虑情绪的困扰。

目前主要面临两大"压力源"：其一，繁忙的工作与偏负面的舆情导致的心理倦怠。在当前官员群体中，心理疲劳是一种较为普遍的状态，基层官员与各种琐碎矛盾纠纷打交道，工作节奏快，加班加点是常态，且常处于害怕犯错的焦虑中。尤其是在拆迁、信访、司法岗位工作的官员，在时常出现的突发事件和负面舆情面前，更易出现情感压抑、工作失控、言语暴躁等状况。工作超负荷，不少基层官员不得不投入大量精力到工作中，无暇照顾家庭及子女，由此引发的家庭矛盾和压力，也给官员带来很大的心理负面影响。其二，"本领恐慌"与个体无力感引发的心理焦虑。由于公众对政府工作的要求越来越高，官员学习适应新工作环境的压力倍增，这一方面有更新知识系统的压力，另一方面，也常要面对"一己之力难以改变"

的焦虑。在全面深化改革和依法治国的当下，中央对官员约束越来越多，管理越来越严，加上对腐败零容忍、对"为官不为"加强问责等，"为官不易"开始成为官员新常态。在基层普遍存在"两怕一忧"：一怕众多考核、评比、检查，经常感到身心疲惫；二怕因基层事权与责权不匹配等原因，无法完成任务而被追责。忧得是得不到理解信任，人际关系复杂困扰，如果再缺少各方关爱，就容易产生焦虑、愤懑、抑郁等心理问题。一些具有"心病"的领导干部，易患失眠障碍，需要借助药物来缓解压力。心理压力大，情绪烦躁多端，内心不愿承认，态度行为上也消极躲避，甚至刻意隐瞒病情，往往导致心理疾病的产生。

小资料：正常焦虑与病理性焦虑的区别

正常焦虑，心理冲突是常形的，病理性焦虑其心理冲突是变形的，具体区别如下：

1. 正常人的情绪焦虑是基于一定客观事物为背景的，即"事出有因"的，而病理性焦虑与外界不相称，没有确定的客观对象和具体而固定的观念内容而提心吊胆和恐惧。

2. 正常人的焦虑情绪变化有一定时限性，通常是短期性的，人们通常通过自我调适，充分发挥自我心理防卫功能，重新保持心理平稳。而病理性焦虑表现为广泛性焦虑症或惊恐发作，焦虑症状持续存在，甚至不经治疗难以自行缓解，症状还会逐渐加重恶化。病程，广泛性焦虑症，至少6个月以上，惊恐发作，一个月内至少发作三次，社会功能明显受损。

3. 正常人的焦虑情绪，其焦虑的程度较轻，适度的焦虑情绪，对行为的效能可能更好。病理性焦虑程度严重，并且影响患者的工作、学习和生活，使其无法适应社会，影响其社会功能的发挥。

4. 正常人的焦虑情绪，其焦虑症状单一出现，内心紧张，预感到将要发生某种不利情况，做好相应准备；而病理性焦虑，由于焦虑作为一种神经症性疾病的核心症状，可以和抑郁、恐怖、强迫、回避等作为谱系症状，出现于各种神经症中，也可出现于其他许多精神障碍之中。

5. 正常人的焦虑情绪，不伴有植物性神经功能症状，而病理性焦虑，伴有植物神经功能紊乱，如果经常或持续地产生无明确对象或无固定内容的恐惧、精神紧张、提心吊胆、惶惶不可终日，并常有头晕、胸闷、心悸、呼吸困难、口干、尿频、出汗、震颤和运动性不安，则可能是患有焦虑性神经症，这是一种病理性焦虑。

6. 正常人的焦虑情绪，其发生焦虑情绪，易被常人理解，如对考试，产生考试焦虑，被常人看作很正常；而病理性焦虑，焦虑作为一种病理性症状，由于观念是不与任何确定的生活事件和处境相联系的，因此，常常被人莫名其妙，无法理解，有时患者也知道焦虑没有必要，但就是无法摆脱。

二是抑郁苦闷。抑郁与抑郁症是两个概念。抑郁也是一种很常见的情感体验，常常被形容是"心理疾病中的普通感冒"，因为几乎人人都体验过这种情绪低落或者非常不高兴的状态，并且这种状态时常发生。当人们遇到工作、生活中的各种打击、挫折、痛苦时，非常自然地会产生抑郁苦闷的情绪，产生这样那样的消极认知的思维定式。比如，不爱说话，不想见人，觉得大家都跟他过不去，觉得自己怎么那么倒霉等等，整体上表现为对自己的消极看法、对当前的消极体验、对未来的消极预测。抑郁症可以从心理冲突是常形与变形两个方面来区别。抑郁症严重到能够改变大脑生化结构，导致大脑里主管积极思维的细胞被抑制住，消极思维占上风，想什么事情都是悲观的。抑郁症患者因长时间被负面情绪左右，深陷其中难以自拔，内心无比痛苦，有的存在各种认知障碍，别人看挺好的，但是自己觉得一无是处，活着就是负担，失去自我调节的信心和能力。据中国科学院心理研究所发布的一项调查统计数据：自 2009 年至 2016 年，全国有超过 240 名干部因各种因素非正常死亡，其中约半数被明确诊断为抑郁症。对于看起来"风光无限"的领导干部突然因抑郁症自杀，很多人或表示难以相信，或觉得不可理解，或认为另有隐情。但是从精神学的角度来看，自杀本身作为一种异常行为，70% 左右是由抑郁症或其他精神障碍引发的。可见，抑郁情绪对一些干部的身心危害更甚。

小资料：正常忧郁与病理性抑郁的区别

1. 正常人的情绪忧郁是基于一定客观事物为背景的，即"事出有因"的，而病理性抑郁通常无缘无故地产生，缺乏客观精神应激的条件，或者虽有不良因素，但是"小题大做"，不足以真正解释病理性抑郁征象。

2. 一般人忧郁情绪变化有一定时限性，通常是知期性的，人们通常通过自我调适，充分发挥自我心理防卫功能，重新保持心理平稳。而病理性抑郁症状常持续存在，甚至不经治疗难以自行缓解，症状还会逐渐加重恶化。心理医学规定一般忧郁不应超过两周，如果超过一个月，甚至数月或半年以上，则肯定是病理性抑郁。

3. 前者忧郁程度较轻，后者抑郁程度严重，并且影响患者的工作、学习和生活，使其无法适应社会，影响其社会功能的发挥。

4. 抑郁症可以反复发作，每次发作的基本症状大致相似，有既往史可资印证。

5. 典型抑郁有节律性症状特征，表现为晨重夜轻的变化规律。许多病人常说，每天清晨时心境特别恶劣，痛苦不堪，因而不少病人在此时常有自杀的念头，至下午3—4时以后，患者的心境逐渐好转，到了傍晚，似乎感到没有毛病了，次晨又陷入病态忧郁时光。

6. 抑郁症的家属中常有精神病史或类似的精神障碍的发作史。

7. 持续性顽固失眠，多种心理行为同时受到阻滞抑郁、生理功能低下，体重、食欲和性欲下降，全身多处出现难以定位定性的功能性不适和完整性的症状关系，检查又无异常，以上这些均是抑郁症的常见现象。

三是攀比失衡。攀比源于内心追求虚荣浮躁的欲望。从心理学的角度来看，攀比是动机欲望强烈，满足自身欲望的实际条件所限而产生的心理失衡。攀比会使一些干部变得比较焦躁，心理学研究发现人不能盲目地攀比，经常盲目地攀比很容易导致心理失衡。古人云："祸莫大于不知足，咎莫大于欲得。"拿自己的不足之处与别人的长处相比，拿自己吃亏的地方去比别人得益的地方，最终必然会导致"自己最吃亏"的感受，使自己的正常心态受到很大影响，从而导致工作和生活的积极性受到挫伤。人们在社会生活中，都需要一定的荣誉和地位，都有一种追求积极向上、不断进步的愿望，这是人之常情。但是现代社会各种挑战多，各种诱惑多，各种焦虑多，让大家的心理常常处于不平衡状态，关键就是如何看待自己和别人，如何比较、怎么比较。凡事应该纵向看，从发展的角度看待自己和他人的成败得失，这样心理就容易平衡。如果不顾自己的具体情况和条件，盲目与高标准相比，那么就是攀比失衡心理。

攀比就像是一把双刃剑，从积极的方面来看，它可以激发领导者的潜力，促使人奋发向上，成为生活和事业发展的动力；从消极的方面来看，它会膨胀领导者的贪婪和虚荣，成为生活和事业发展的阻力。拒绝攀比心理，要学会自我调节，保持心理平衡。

小资料：保持心理平衡的 12 条秘诀

1. 接纳不完美的自己，欣赏自己已取得的成就，增加荣誉感，心情就会自然舒畅；

2. 避免争强好胜，与人和谐共处，少一些妒忌羡慕，多一些互相帮助；

3. 降低对配偶、子女的期望值，尊重和接纳他们自己的生活方式；

4. 暂离困境，待心平气和后，再重新面对自己的难题，思考解决的办法；

5. 与人为善，在适当的时候诚挚地伸出友谊之手，那么自然朋友就会多，隔阂少，心境会变得平静；

6. 学会倾诉，及时把内心的烦恼向知己好友倾诉；

7. 助人为乐，在帮助别人的过程中发现自己的价值及获得珍贵的友谊和赞美；

8. 培养兴趣爱好，调节情绪，舒缓压力；

9. 懂得知足，宠辱不惊，淡泊名利，满足现状方能做到心理平衡；

10. 学会让步，退一步海阔天空；

11. 淡泊名利，功利思想严重的人，不可能保持心理平衡；

12. 确定适当的参照系。

　　四是孤独冷漠。领导生涯既是轰轰烈烈的创业过程，也是备尝孤独艰难的跋涉过程。有的人有时候得不到组织上和群众的理解和支持，感到纠结郁闷；有的人离开熟悉的人际环境，亲情关爱缺失，也未免形影独单。尤其是领导工作既要与群众打成一片，善于"入乡随俗"，又要在时刻维护公众形象，不能随意尽兴，免得"不伦不类"。如何既要保持情感世界的宽松自得，又要领导岗位上谨慎小心，注意防患于未然，这种社会情感支持上的需求得不到满足也容易使人落落寡欢。摆脱孤独体验，得到快乐的方法很简单，心存感激，宽容，与人为善，活在当下，静坐冥想都能使自己的心情保持快乐。人类的大脑始终处于变化之中，我们应以负责的态度和积极的方式改变它。我们的心情是否快乐，取决于积极的行动和态度。

　　一项对80个国家200多万人关于幸福感的跨国调查报告显示，现代人在童年和老年的时候更快乐一些，44岁最容易感到郁闷。一项针对同卵双胞胎的性格测试显示，一个人快乐与否，基因所起的作用为50%，另外40%依靠我们对自己情绪的掌控，剩下的10%则视国别种族，生活环境，收入水平，婚姻状况与思维观念的不同而有所差异。

几乎所有人的幸福感起伏都一致呈现 U 字形的规律，无论贵贱贫富。虽然人们不开心的程度有所不同，但是平均来说，中年危机这一问题非常普遍。一般而言女性比男性更早一点进入中年情绪低潮期。运动使人快乐，运动会使大脑基因中一种名为 VGF 的物质发挥作用，从而产生强劲的抗抑郁反应。科学家利用锻炼激活 VGF 基因，以作为治疗抑郁症的辅助手段。

五是妒忌仇视。妒忌是一种扭曲的、不健康的心理状态。妒忌的对象往往是对方的权力地位、名誉声望、业绩成效等方面超过了自己。妒忌根据个人的心理素质、道德修养等差异而表现出不同程度的区别，轻者表现为郁郁寡欢、心神不宁；重则表现出对他人深恶痛绝的仇视心理。妒忌使得很多人在心态上变得偏激，导致心理紧张和产生攻击欲望，甚至有可能做出违反道德准则和党纪国法的事情。妒忌不仅仅使精神受到折磨，对身体也是一种摧残。妒忌心理是人类情绪中最激烈也最痛苦的一种，偏偏也是最难控制的。妒忌心理往往混合了恐惧、压力和愤怒，会激发人体的"应急机制"，且一般程度相当剧烈。所以，当一个人妒忌攻心的时候，血压、脉搏、肾上腺素和免疫系统都会受到激发，同时感到非常焦虑。妒忌能造成人体内分泌紊乱、肠胃功能失调、失眠、高血压、情绪低落、脾气古怪、性格多疑等等，久而久之，心脑血管疾病、肠胃疾病、焦虑抑郁等身心疾病就会缠身。三国演义的故事里，周瑜妒忌诸葛亮，最终被诸葛亮三气而亡。

从心理学的角度看，妒忌是内心深处"我"的位置过于膨胀的外在表现，总是见不得别人比自己强，潜意识里认为别人好了就会对自己不利。往深层次说，可能是敏感人群的自我投射心理。每个人的心理机制都各不相同，有些人可能是放大了自己的投射心理，把自己的情感、意志、特征投射到他人身上，认为他人的想法与自己相同，也就是人们常说的"以己度人"。从这个层面来看，就不难理解为什么有一些人总是容易曲解他人的意思，发生想太多的状况，因为都是从自身角度、经验、想法出发，把自己的理解套用在其他事情身上。

消除妒忌心理，关键是要做到以下几点：第一，提高道德修养，"心底无私天地宽"，不要过分计较得失，不要把荣誉看得太重。第二，正确认识妒忌心理，当妒忌心理表现出来时，要有意识地积极主动地调整自己的心态和行为。第三，正确客观地评价自己，查摆自身问题，找出和别人的差距，调整好自身位置。第四，见强思齐，把妒忌心理转化为自己增强能力本领的动力。第五，看到自己长处，学会自我肯定，与自己和谐相处。第六，经常将心比心，能够正确看待别人的成绩，人们给他的赞美和荣誉，并没有对你造成损害。最后，学会转移注意力，挣脱妒忌羁绊，潇洒地面对生活。

六是睡眠障碍。由于持续的焦虑、紧张、生活规律的紊乱，严重者会出现失眠，难以入睡、夜间易醒、多梦；有时候醒得太早，晨起感到没睡够，困意浓浓；白天上班头脑不清醒、浑身不适等。据调查资料，有75%的失眠症患者在失眠刚开始前经历过一次或多次应激性生活事件，这些事件中最常见的是人际关系问题，包括人际冲突、信任危机、缺乏社会支持、对他人的依赖得不到满足、不适宜的心理防御机制等。上述生活事件是造成失眠开始出现的重要原因，但在失眠慢性化的过程中，人的个性、对失眠的认识、睡眠行为就起了重要作用，为此，健康的心理以及对睡眠的客观态度对消解睡眠障碍是非常重要的。

三、哪些因素影响了心理健康

人的心理既受客观环境刺激的作用，也受主观认知活动的影响，是主观世界与客观世界交互作用的结果。既要看到"境随心转"的外显变化，也要看到"病由心生"的内在体验。

——从身心协调上看。从身心协调的角度而言，人的身体和心理是紧密相连的。某些身体疾病会直接影响人的感知觉、记忆、判断、分析、综合等心理过程，尤其是高级思维过程。长期、严重的身体疾病会导致人的情绪产生波动，并使其心理状态在不知不觉中改变。反过来说，心理因素对人的身体也会带来影响。现代心理学已经证明调控情绪不但对人的心理健康，而且对人的身体健康有重要的影响。积极的情绪不但能调控不良情绪，而且还能治病；消极的情绪不但导致心理疾病，而且还可以导致各种心脑血管疾病、消化系统疾病等等。印度名医特里古纳说："你的大脑就是控制你生命的枢纽，是健康还是得病，由你自己选择"。

大量的医学成果证实，人的身与心是密不可分的，人在快乐的时候，大脑会分泌多巴胺等"益性激素"。益性激素让人心绪放松，产生快感，这种身心都很舒服的良好状态，从而使人体各机能互相协调、平衡，促进健康。而心身性疾病和不良的情绪压力呈正相关关系，大部分疾病与肿瘤患者在发病前一年间，多次有焦虑、失眠、失望、悲伤或抑郁等情绪，而这些不良情绪可能是疾病与肿瘤的诱因之一。中医特别重视身心协调，认为"养心即所以治病"。人类的疾病包括身体上的和心理上的疾病，但是心理的层次要高于肉体的层次，因为身体是由心理所支配的。"心主神，心为五脏六腑之大主。心藏君火，君火以明，主不明则十二官危。""心之神可统五脏之神，包括脾之意，肺之魄，肾之志，肝之魂，皆由心神所主管。"精神决定着身体的健康。如果能把心神调整好，那五脏之神皆可得到调整。只要精神健康，则五脏六腑就能趋向于健康。

身心健康是一种动态平衡的状态，个人身心健康状态会在一定范围内不断上下波动。如果这种动态平衡被打破，一般来说，往往会在躯体上表现出亚健康状态。亚健康即指非病非健康状态，这是一种介乎健康与疾病之间的状态，它常表现为疲劳、失眠、胃口差、情绪不稳定等。亚健康的失调状态容易恢复，恢复了则与健康人并无不同。但是，一旦这种失调持续下去，则可能发展成某些疾病的高危倾向。这就是所谓的"情极百病生，情舒百病除"。

既然身心协调这么重要，那么哪些因素会导致身心失调呢？首先，外部压力对身心健康的影响。当外在压力过大，超过人的心理承受能力时，往往会诱发身心失调。我们常常能看到，当有的人极度烦恼或承受着极大的压力时，会不自觉地出现反常的思想和行动，比如走在大街上时会冷不防用力一踢路边的空罐子；情绪不稳定，脾气暴躁而难以与人相处，但有时会自我怀疑，好像很不明白自己的感觉，或是不能控制自己的情绪，这些感觉一般令人觉得思维混乱以至于产生愤怒的情绪；神经衰弱，常感到头痛、眼胀、失眠、昏昏欲睡、恶心、耳鸣、记忆力衰退、肠胃不佳、注意力不集中、健忘等。上述这些都是人对外部压力下的应激反应产生的各种躯体症状。

其次，如果说外在压力是造成身心失调的外因，那么性格缺陷就是身心失调的内因。性格就是一个人对事物的稳定态度和与其相适应的稳定行为方式。性格是人的心理行为的基础，是影响人的身心健康的关键因素之一。性格缺陷具体表现为法纪观念较差，行为受原始欲望驱使，具有高度的冲动性和攻击性，很少有羞耻感、情感扭曲、没有责任感等等。一般认为性格缺陷是一个人在成长的过程中，由生物、心理、社会环境诸因素共同造成的，其中家庭和社会原因是主导。性格影响人对外界的认知过程，控制着情绪的反应状况，决定着人如何对外界的刺激做出反应，是一个人身心健康或疾病的重要心理基础。

领导干部在工作中往往会面临复杂多变的工作局面，承受着巨大的工作压力。这时候更要高度重视身心健康，在智商和情商之外，还要培养自己的"健商"，也就是维护自己身心健康的能力，做一个身心和谐的高效领导者。有的领导干部对维护心理健康的重要性认识不足，对心理健康的知识知之甚少，甚至有个别领导干部讳疾忌医，羞于谈心理问题或故意掩饰自己的心理压力。即使有些干部认识到心理健康的重要性，也不善于自我调节、自动减压，有了压力以后，在上级面前不敢说，在同事面前不能说，在亲朋面前不愿说。由于缺乏自我心理调适手段，心理压力不能得到及时释放，日积月累，最终导致心身性疾病缠身。

——从社会情感上看。情感是认知的先导。人活在社会关系中，喜怒哀乐无不露之于表，形之于色，背后其实是人的情绪和情感。心理学家马斯洛提出人的需求层次论，认为人的需求从积极到高级依次是：生理需求、安全需求、社交需求、尊重需求和自我实现需求。我们看到，除生理需求外，其余的都是社会性的需求，都需要通过人与人之间的互动关系来满足和实现。

社会情感在领导心理中的影响作用体现在这几个方面：第一，社会情感的鼓舞作用。人不是纯理性的机器，人的行为总是处于一定的情绪状态，情绪状态好，常常是充满热情，人的干劲也最容易鼓舞，效率也高；反之，情绪状态不好，则懒于动弹，做起事来也有气无力。良好的情绪状态能够提高行为效果水准。因此，是否能唤起人们的良好情绪对工作的成败具有举足轻重的作用。领导者的职责之一就是向群众描绘组织未来的美好前景，将组织的发展目标具体化，这些往往能唤起群众的热情，获得十足的干劲。第二，社会情感的稳定作用。高尚的社会情感和平静的社会情绪，会使人们专心致志于某种目标，为实现既定目标去努力。组织在处理危机事件时，首先就要稳定人们的社会情感，才能迅速控制局势，防止损失的继续。拿政府部门来说，当有自然灾害、交通事故或是其他灾害事故发生时，首要就是要稳定好人们的情绪，统一行动的方向，才能号召人们齐心协力渡过难关。第三，社会情感的凝聚作用。人际关系的建立靠沟通。人们通过谈话、电话、邮件等等各种直接和间接的方式、渠道沟通。信息沟通是载体，传递着人们的感情，感情沟通隐藏于信息沟通之中，来往于人与人之间，对人际关系起纽带作用。信息沟通必须包含感情才能更深入、更牢固可靠。有声有色的表达因为有了感情就能传出深情，就能深入内心、通达灵魂。

那么对于领导干部来说，如何维持稳定的、积极的情感体验，要多考虑一下几个方面：

一是拥有目标，寻找生命的意义。新的研究表明，"目标感很强"对健康有益，因为生活中是否有追求，这决定了一个人的心态，进而决定其生理状况。对于领导者来说，建构激动人心的愿景，并且清晰地描述出来，是激励人心的有效措施，不仅能够鼓舞自己，还能够让追随者认同并且心甘情愿地去跟随、去支持、去实现。

二是增强重要感，给下属支持和帮助，在助人中体验积极情感。对领导干部本人来说，因为在给予和付出的过程中，人的内心中会感到愉快和自豪，有助于降低压力激素水平，促进了"有益激素"的分泌。心理专家甚至说：养成助人为乐的习惯，是防治心理疾病的良方。

三是与人为善、品味人际温暖。管仲说："善气迎人，亲如弟兄；恶气迎人，害于戈兵。"人与人之间的关系和反应，如同人在山间呼喊发出的回声。"你善"，回声则"善"；"你恶"，回声则"恶"。有些领导干部人际关系差，完全是因为他们处处与人争斗的结果。有利人际关系和谐的做法包括：赞美、幽默、微笑、尊重、礼让、随和、包容、宽恕、体谅、同情、忠诚、倾听等。

四是发挥家庭的情感支持力量。家庭是生活的港湾，是心灵的避风港。格鲁吉亚有位农妇活了 132 岁零 91 天，在她 130 岁时，有记者问她长寿的秘诀，她回答：首先是家庭和睦。家人之间要相互理解和尊重，夫妻间要保持亲密的关系，有了家庭的理解和支持，才能让压力得到缓冲，遇到困难，还可以大家一起想办法面对。

——从环境习惯上看。正常情况下，人对环境刺激的反应，是一个自动稳定的平衡机制：心理平衡—在外界刺激下暂时失衡—恢复平衡。但是当某些情况下，这种平衡被打破后，一时很难自动恢复新的平衡，种种心理障碍就产生了。所以说，从心理健康的角度看，我们要适应外界环境的刺激，善于调适自己的生理和心理变化，积极地处理应对应激心理。

人在短时间内接受剧烈的环境刺激，容易产生某种心理障碍或生理机能失调。有研究发现，过度悲伤可能会导致"心碎综合征"，患者在外界刺激下，心脏受到伤害，从而出现胸闷、呼吸急促等类似心脏病发作的症状。此外，另一些研究也发现，当如失去亲人等情况发生的时候，会造成人们情绪激动或心理压力过大，导致"心碎"而死。因此，当我们出现伤心情绪时，要学会通过适当的途径进行自我调适，比如找朋友、家人聊聊天，或者从事健身运动等。千万不能把压力憋在心里，假装什么事都没发生。这样做表面上看起来似乎控制住了情绪，实际上可能会使消极情绪的负能量转入体内，反而给体内器官带来巨大压力。

有什么样的环境，就有什么样的行为习惯。人的行为习惯是在特定环境刺激下，由于重复或练习而巩固下来的自动化行为方式。良好的生活习惯是人类身心健康的重要保证，是具有积极意义的保健措施。美国保健学家毕洛克和布瑞斯洛通过对7000名成年人5年的观察得出结论，具有良好生活习惯的中年人的平均寿命比缺乏良好生活习惯的同龄人高53%。可见，生活习惯对一个人的健康具有重要作用。如果处在环境不良因素的刺激下，很容易养成不良的行为习惯，例如吸烟、饮酒过量、药物依赖、不参加锻炼、不接受合理的医疗处理、破坏身体节律和精神节奏的生活等，这些不良习惯已成为致人生病、致人死亡的重要因素。

其实，养成良好的生活习惯并不难。有研究发现，快乐其实就是在环境刺激下的神经和心理系统应激下的产物。从生理的角度看，快乐在大脑中都有对应的化学物质来承载，具体来说，让人们感觉良好的三种重要化学成分主要是催产素、多巴胺与内啡肽。催产素由人的大脑下丘脑的室旁核合成，常被称为"爱的化学物质"，除了恋人之外，在其他社交中只要能建立信任关系也能产生。多巴胺是人的奖赏、激励和快乐中心，当人们满足了自己的需要时通常就会产生这种物质，从而影响人的情绪。例如，当某件事能给我们带来快乐时，就会激励和促使我们下次还想再经历，从而形成一项多巴胺回路，这个就是生活习惯的生理基础。而内啡肽是由大脑垂体分泌的一种大分子肽类物质，一般当人的身体经历疼痛后会产生，它可减轻自我的疼痛感。这实际上是人的一种自我保护机制，这就是为什么人在哭、笑或者做拉伸运动时，当时很酸疼但过后很爽的缘故。每天都好好吃、好好睡、好好运动，爱自己所爱的人，有益的事情多做点，有害的事情克制做，让内心充满正能量。

此外，外界环境越艰难，就越要学会激发自己的心理韧性。人们面对困难时，一般有两个基本反应：失望和希望。在失望中，你会增加消极情绪，扼杀一切积极情绪。希望则不同，它一方面承认消极情绪，更重要的是，会点燃你身上的积极情绪，打开良性循环的大门。那些面对逆境、将坏事重塑为机会并对未来威胁采取积极态度的人，就是具有心理韧性的人。医学研究发现，具备坚韧性格的患者，接受治疗后恢复更快、寿命更长。每个人都有增强心理韧性的潜能，所以面对压力和困苦时，不要焦虑烦躁、不要抑郁痛苦，要相信自己一切都能处理好。每个人都有发展和完善自己的内在动力，这种动力是与生俱来的，每个人都可以做到坚忍不拔，直面严酷的现实，怀着对未来的希望度过艰难时刻。

——从认知感受上看。走上领导岗位后，领导干部多数已是人到中年，或多或少都会逐渐感受到"中年危机"。中年犹如人生半坡，中年人就像那个站在半山腰的人。一睁开眼睛，周围都是要依靠你的人，却没有你可以依靠的人。在单位，你的体力和学习能力在退化，相对于年轻的下属来说，你的工作责任和压力更大，而上升的空间却在变小，对前途命运多了些担忧和迷茫。在家里，下有子女要供养，上有父母要赡养，夫妻间的爱情也渐渐变成平淡的亲情。生活哪有那么多的岁月静好，更多的是摸爬滚打。

人生一世非常短暂，有如白驹过隙。需要学会正确看待生活中的喜怒哀乐，做到心态平和、宠辱不惊。"只有没心没肺，才会活得不累"。王阳明曾经说过："汝若于货、色、名、利等心，一切皆如不做劫盗之心一般，都消灭了，光光只之本体，看有甚闲思虑？"每个人的世界都是他自己造成的。一个人心中充满机心，就会因机心而衍生出困难、恐惧、怀疑、绝望、忧虑等情绪。

这些负面的认知感受是如何产生的呢？主要原因可归结为如下几点：

一是追求了错误的人生目标。无论是渴望金钱还是时间，都要弄明白自己到底"为什么想要"，并能轻松驾驭；如果不知道追求、拥有他们的目的，得到再多也没有意义。如果一个人在单位受到了提拔，我们一般会认为他拥有了更高的地位，在一个充满竞争性的环境成为赢家，但同时他也可能会面临更多的工作时间、更复杂的人际关系、更大的业绩压力。所以想在工作中追求快乐和满足，不要只盯着升官发财，更要问问自己的本心，从你的工作中寻找成就感，并且追求自己在专业上不断成长。想要获得幸福，就要贴近工作的本质，从专注于工作本身的投入感和成就感中寻找满足与自由。

二是压力和挫折的不恰当应对。万达南京女高管跳楼自杀就是典型的案例。有消息说，领导在会上公开批评了原因，其实，压倒她的最后一根稻草，可能是叠加在一起的压力。当人在重重压力下遭遇挫折时，如果采取不适当的心理防御方式，就会延长或破坏已经失衡的心理平衡状态的恢复，进而造成对心理健康的损害。

三是没有找到工作和生活的激情。带着激情去工作和生活，能够让你获得心流体验的独一无二的活动，获得全身心投入，达到忘我状态的情绪体验。激情还能让你发现自己的比较优势，建立事业上的自信，从而以愉悦的心态面对坚艰辛和挑战。辛苦的感觉来自"被迫而为"，而愉悦则来自"主动想做"。只要我们具备调整心态的意识，就可能把他人眼中的辛苦变成我们全新的幸福。

四是忽视了身边的"小确幸"。比起短暂的大幸福，长久且可持续的"小确幸"更令人感动。"小确幸"是这样一种幸福——虽然欲望本身并不庞大，但只要能让人确确实实感受到，哪怕真的是微不足道，也足以让人把日子好好过下去。真正的幸福，来自于自己的体验，它是由一点一滴不经意的喜悦感堆积而来。品味需要你有意识地放慢生活的脚步，去体验、欣赏生活中的一点一滴。更重要的是，要养成与配偶、亲人或者亲密朋友分享"小确幸"的习惯，让他们参与进来，与关系亲密的人心意相通，会让这种美好的感觉加倍。

小测验：压力认知应对方式

指导语： 找出过去一年你所经历的压力非常大的个人危机或生活事件。事件越近，测试效果越好。回忆你是如何处理的。阅读下面的话，选出描述你如何处理事件的句子，对自己认为适用的打"√"。

1. 努力去看事情的积极面

2. 退后一步并客观评估处境

3. 用祈祷来寻找指导和力量

4. 生气或沮丧时，对他人发泄自己的感情

5. 使自己忙于其他事情，以便忘却

6. 认为事情会自己找到出路，决定不再担忧这件事

7. 尝试每次向前一步

8. 寻找解决问题的不同方案

9. 回忆自己以前如何对付类似的情况，用这个经验来帮助解决问题

10. 与朋友或亲戚商讨解决办法

11. 向专业人士求助，比如医生、老师、律师或者长辈

12. 通过采取行动来解决问题

注：前面的6道题是情绪导向方式；后面的6道题是问题认知导向方式。

第四章

提高你的心理满意度

满意度是指个人对自己目前工作、生活状况所抱有的肯定与否的心理体验。满意度水平反映个人的工作质量水平，满意的工作才会有满意的心情，满意的心情才会有积极的行为，一个人的满意度水平影响个人的工作表现。在领导活动中，下属的满意成为很多部门重要的效能目标之一。以往人们总是从德、能、勤、绩、廉等方面对党政领导干部进行考核，而领导干部的心理感受以及对自身工作满意度的看法等，满意度因素与其工作绩效、工作热情、心理健康密切相关的。

一、满意度影响心理健康及工作效能

满意度对心理健康的影响较为明显。事实上，不满意状态本身即是一种不愉快的心理状态。现代心理学研究认为，工作满意度与焦虑和紧张、自尊、敌意、社会能力、生活满意度及个人士气等六个心理健康指标之间有一致的关系。

上海中医药大学何裕民教授专家团的最新研究结果表明，满意度降低是"撬动"健康转向亚健康及病态的首要危险因子。该项研究是基于12624例样本的数理分析。研究采用整群抽样的方法，在上海、陕西、江苏、云南、四川等8个省市应用"中国人亚健康状态评估量表"进行现场调查，总结出了与亚健康相关的17个方面。其中满意度、睡眠、疲劳、注意力和社会生活都是"撬动"健康转为亚健康的五大重要因子。结合相对危险系数分析，发现满意度差者出现健康问题的可能性较满意度良好者高达4倍之多，满意度降低是促使健康转化为亚健康/病态的首要影响因素。在对1349例癌症患者所做的调查中证实：癌症患者之所以发病，自我满意度差是重要促发因素，癌症患者中自我满意者仅占 29.5%，健康人群中则高达41.1%，而在对近 2000 名康复 5 年以上癌症患者的临床随访中，发现 80% 的患者对生活目标的苛求有所下降，自我满意度显著上升。

2017 年 6 月 10 日，何裕民教授在山西医科大学的"全国首届健康人文学术研讨会"上正式提出了一个"快乐生活指数"的新概念。快乐生活指数是一个纯粹主观的自我评价指数，它不受外部条件的限制，只展现个人的内在感受。快乐生活指数是对人生态度的参考，着重强调每个个体对自我的评价。它可以帮助我们更好地评估自己，针对不快乐的因素对症下药，找回那个健康的、原原本本的自己。一个人的快乐生活指数分值越高，就说明这个人对自我接受度越高，对生活的态度就越积极，就越肯定自我价值和人生意义。

中共中央党校胡月星教授开展的一项基层干部工作满意度的调查结果表明，在内部公正、社会认可和单位气氛三个要素上，基层党政干部表现出较高的满意度；在工作挑战与发展、工资待遇与工作回报要素上，满意水平中等；而在人际关系、单位管理与工作压力上，满意水平最低。[1] 研究报告提出，应深入了解基层干部工作满意度，积极开展有效的心理调适，帮助基层干部以一种更合适的方式与状态完成自身的工作，这是当前对干部进行人文关怀需要关注的现实问题。

---

[1] 胡月星、李建良：《不同地区基层党政干部工作满意度实证调查》，《中国浦东干部学院学报》2011 年第 1 期。

二、影响心理满意度的主要因素

心理满意度作为主观评价指标，与工作环境、收入待遇、组织氛围、领导水平以及个人感受等具有十分密切的关系。一般而言，人们对一个单位一个部门之所以恋恋不舍，与在本单位、本部门的美好感情体验及满意度是分不开的。对于领导干部而言，心理满意度除了工作环境、组织氛围、收入待遇之外，是否适应领导角色期待以及个人认知能力水平是主要因素。

（一）角色心理不适应

现实生活中的每个人都处于纵横交错的社会关系之中，被赋予了各种角色。英国伟大的戏剧家威廉莎士比亚在《皆大欢喜》中写下了这样一句著名的台词："全世界是一个舞台，所有的男男女女不过是一些演员；他们都有下场的时候，也都有上场的时候，一个人一生中扮演好几个角色。"成功扮演好两种角色是一种艺术，是所谓"运用之妙，存乎一心"。

领导角色与普通群众存在着明显的差异。领导干部之所以称之为政治人物或公务员，是因为扮演着重要的政治角色和公众角色。不忘党组织重托，维护人民群众利益，既是领导干部的职责使命，也是领导干部的角色担当。如何同时演好"领导者"和"被领导者"两种角色是历来领导干部所关心的。在此需要把握两点：

一是以变应变原则。领导者与被领导者这两个角色，在领导活动中，活动的范围、内容、方式、方法是不尽相同的，它们各自都有其内在的、必然的和本质的联系。也就是说，角色变了，领导干部的职责任务、领导方法、领导艺术、思维方式等也得随着角色的改变而改变。一旦缺乏这样的适应性，以一个模式去从事两种不同的活动，就难免发生工作的"错位"现象。

二是以不变应变原则。既然领导者和被领导者两个角色之间存在某些共性的东西，那么也就存在领导干部在充当任何一个角色时都应遵循的共性活动规律。这些规律在任何情境中都得认真遵从。如果随心所欲地加以改变，领导活动也会陷入误区。主要有：（1）人格上的误区。有的领导干部，作为领导者时，视自己在政治上和人格上高人一等，对下级和群众趾高气扬，不屑一顾，甚至专横跋扈；但是，当他作为被领导者时，转过脸来又对上级笑容可掬，察言观色，奉承巴结。（2）自律上的误区。要廉政勤政，严于律己。可是，有的领导干部作为领导者时，在下级和群众面前说话办事还算谨慎，但是，作为被领导者时，又将自己混同于一般老百姓，向上级领导提出种种不合理要求，不达目的，不是工作消极就是牢骚满腹。（3）权力的误区。有的领导干部，认为手中的权力是自己辛辛苦苦"干"出来的，是实绩之花"结"出来的，是在对手林立中"争"来的，是上级关心"送"来的，他们工作只向上级负责，利益只对自己负责，负担只对群众"负责"。这些人中，有的人作为领导者时，对下要求集中越多越好，下级对自己必须"完全听话"；可是，当其作为被领导者时，对上又要求民主越多越好，甚至有令不行，有禁不止，阳奉阴违，口是心非。

（二）认知心理冲突

满意度水平与领导干部的认知水平有关。有的干部对自己从事的工作及岗位要求认识明确，思想端正，态度积极，主动适应，很快融入环境，进入状态；有的与单位部门格格不入，心理排斥，经常回忆往事，对现实环境不满意，始终进入不了工作状态，造成适应上的被动。因此，认知心理上的冲突是影响工作满意度、造成心理压力增大的主要原因。其主要表现在以下几个方面：

一是组织需要与个人选择的冲突。领导者是组织当中的人，也就是俗话说的"公家的人"。作为公众人物，领导的岗位选择要符合组织要求，符合组织规范，也就是说组织的要求是第一位的，个人的选择是第二位的。正因为如此，当组织需要调整工作岗位时，领导总是无条件地服从组织的安排，严格执行组织纪律，这是作为领导干部的基本要求。但作为领导者而言，在组织需要与个人需要之间也存在着很多冲突。有时候，个人愿望未必是组织所能满足的，组织上的安排也未必是个人需要的。尽管许多领导干部党性观念强，能够维护大局，以组织利益为重，但也面临着在组织召唤与个人愿望之间的矛盾，有的还比较激烈。比如，现在组织、纪检、公安、外事等许多重要岗位需要异地任职，有的交流干部长年累月待在他乡，从个人愿望上，许多干部也希望能够早日在自己的亲人身边享受天伦之乐，也希望有机会在工作环境、条件、待遇相对好一些的部门或单位任职，这也是人之常情。但毕竟自己是领导干部，是党多年培养教育的人，许多人在"为大家"和"顾小家"之间虽然有不同想法，但在选择态度上还是"一颗红心，两手准备"，坚持党和国家利益至上，组织需要第一、群众安危第一，能不能在这种心理愿望上做好协调——协调矛盾冲突，丰富着领导干部的情感世界，考验着领导干部的责任与忠诚。为此，各级党组织也要多理解干部个人的心理愿望冲突，在组织安排和个人需要之间尽量多考虑一些干部需要的实际情况，既要给领导干部提供干事创业的岗位平台，也要从激励保障措施上着眼，指导并帮助领导干部消除后顾之忧，使他们心情愉快地投入工作，尽量减少组织安排与个人需要之间的矛盾冲突。

二是社会期望与实际贡献的冲突。在领导者身上，既体现着组织的要求，又承载着社会的殷殷期待。领导形象不是给自己看的，更多的是给社会公众展示的。维护领导形象，满足社会期待，是领导者始终关注的话题。要满足社会期待，需要德才兼备，树立风范；需要政绩突出，成就显著；更需要勤政为民，取得信赖。为此，要做到德才兼备，首先要严格要求自己，在思想品德上不能放松，同时，要善于学习，具有一定的文化知识水平和分析问题、解决问题的能力；要做到政绩突出，要具备事业心和责任感，努力做到为官一任，造福一方；要勤政为民，取得信赖，就要具备实干吃苦精神，不能贪图享乐，做损害群众利益的事情。但是，从领导干部自身来说，也存在着社会期待很高与实际贡献不够的矛盾。有的领导干部虽然勤奋努力，工作积极性高，但由于思路以及方法和经验上的局限，工作效果并不理想，不但造成工作上的挫折，还引起群众的误解；还有的忽视社会对自己的重要期待，不注意维护领导者的良好形象，不关心群众疾苦，热衷于形象面子工程，失去群众支持；还有的严重脱离群众，贪图享受，玩弄权力，与民争利，成为社会负面形象等。社会期待与实际贡献方面的不一致，往往是造成领导威信下降，甚至党群、干群关系紧张的一个重要因素。作为领导干部，既要对上级组织负责，更要对下级群众负责，要多倾听群众呼声，时刻关注民生疾苦，积极维护群众利益，把社会期待化作自我激励、勤奋努力、积极有为的动力。

三是价值目标定位与利益矛盾的冲突。人生的目标选择与事业发展密切相关。领导者应当是关注并投身事业的人，拥有坚定的人生信仰与奋斗目标。但在目标选择中，由于受利益追求和价值判断的影响，也存在着冲突与矛盾。目标太高远，如果没有实现的可能性，会有挫折失落感；但目标定位太低或没有目标，奋斗就失去动力，也不可能取得事业或生活上的成功。究竟确定什么样的发展目标，如何看待自己的努力奋斗，对于一个领导者的成长来说非常重要。有的领导对自己的目标认识比较清楚，不求闻达于天下，但愿无愧于我心，在事业目标选择上符合实际，当发展目标与现实利益发生冲突的时候，能够使利益矛盾服从于目标选择，并围绕目标坚持不懈；有的自我认识比较模糊，在眼前利益冲突下动摇自己的人生目标，容易放弃自己的追求，陷入人生事业的困惑苦闷当中；有的只顾满足眼前利益，动辄放弃目标追求；还有的甚至怀疑生命的价值意义，导致自我怀疑和否定，发生心理危机。

四是人际交往与孤独失落的冲突。良好的人际关系是领导交往心理的基本需要。从自我认知方面来讲，人际交往有助于增强个人自信心，提升个人影响力。许多领导者都有很强的交往意识和人际洞察能力，这是做好领导工作需要掌握的一项重要技能。几乎每一个领导者都需要有追随者和拥护者，希望得到人际支持和信赖，这也是领导取得成功的重要力量。但在人际交往中，有的领导却为表面的人际关系所累，为复杂的人际关系而苦恼，有的则陷入更加孤独的负面情绪之中。应当承认，领导者具有天然独特的人脉资源优势，领导岗位本身就为领导的交往活动提供了便利条件。有的领导在位时间长，认识的领导朋友多，自然高朋满座；有的领导岗位重要，几乎无求于人，其在人际圈子里可谓左右逢源，风光无限。可这仅只是表面现象，在人际关系背后，也存在着一系列心理困惑与矛盾。主要表现在频繁的人际关系多是在领导现任岗位产生的，一旦岗位发生变化，人际圈子自然跟着变化。最明显的是退位之后，人际关系的协奏曲可能会变为咏叹调，人走茶凉为常态，有的领导心理出现严重落差。再者，有的领导因此而追求人际表面效应，虽然应酬很多，但相互间缺乏真诚深入的感情交流，未免感觉孤单失落；还有的对人际关系缺乏深入的了解和洞察，在庸俗的人际关系当中被"朋友"拖下水的也大有人在。为此，如何在人与人之间彼此信任，坦诚交往，如何经常保持平常心，如何与同事既能合作共事又能心心相印，如何正确处理人际关系中的心理困惑和矛盾，这是衡量领导自我认知能力水平的一个重要方面。

五是工作兴趣与倦怠心理的冲突。其实任何事情的学习都需要有兴趣。如同穿衣服，没有人愿意穿一件自己不喜欢或穿起来特别不舒服的衣服，所以没有人愿意学自己不喜欢的东西。但是，兴趣并非天生，而是可以后天培养的。因此，通过后天的学习，兴趣习惯是能够培养起来的。一旦兴趣习惯培养起来，就会形成固化模式，久而久之，个体就会默认这种兴趣习惯。良好的兴趣习惯是如此重要，心理学认为，获取它的方式主要靠不断地强化学习。

职业枯竭。英文叫"burn-out"，就是燃尽、烧光的意思，也可以翻译成职业倦怠。1974年美国精神分析学家费登伯格（Freuden Berger）首次将它使用在心理健康领域，通常发生在人际接触频繁、密切的服务性职业中，因为持续的工作压力、消极情绪体验会造成心身疲惫和消耗状态。就个体特征而言，职业倦怠中的情绪衰竭、去个性化与A型人格、控制点有显著相关，个人成就感与控制点存在显著负相关，A型人格医护人员倦怠程度高于B型人格者，外控型人员倦怠程度高于内控型人员。领导干部群体也存在"倦怠"现象，随着工作岗位待的时间越长，有的人"倦怠"心理越来越明显。表现为百无聊赖，兴趣下降，工作精力分散，焦虑烦躁过甚。为此，陷入"倦怠"心理的干部要学会调适自己的心理冲突，让自己的工作和生活更加精彩。在此，懂得休闲是避免陷入"倦怠"很好的一种方式。一直以来，我们都陷入了一个误区：就是在追求休闲的快乐时，总是想竭力避免工作上的麻烦。恨不得把工作过程中所有的事，都交给机器、工具或他人代劳，自己什么都不做，只是享受就可以了，殊不知正是因为缺少深度参与，我们的休闲才那么无趣和疲累。一味追求休闲而心情不宽松，实际上并不能达到休闲的目的，真正的休闲是心情上的宽松愉悦，有时候还需要借助于体育锻炼，比如欣赏外界自然风光、唱歌跳舞、写诗作画等等。休闲并不是发呆犯困，而是劳逸结合，情趣盎然的投入美好的生活体验之中。

六是压力刺激与适应不良的冲突。几乎任何人都有压力，压力是人生历程中无法避免的心理现象。在许多人的眼里，压力成了影响人生幸福与欢乐的潜在诱因，压力造成人情绪紧张、心理纠结甚至导致心态失衡。其实，这只是从压力的负面因素来讲的，但如果人的一生没有任何压力，或者感受不到压力存在的时候，也许人生就没有那么多的跌宕起伏，就没有那么多感人故事，也不会产生所谓的激情人生，人生也必然平淡无奇，没有多少值得回味和留恋的东西。

在领导工作当中，不良的工作环境、劳动时间过长、工作不胜任、工作单调以及居住条件、经济收入差等，都会使领导干部产生焦虑、烦躁、愤怒、失望等紧张心理状态，从而影响心理健康。此外，生活环境的巨大变迁也会使个人产生心理应激，由此带来心理的不适。领导干部如果没有很好地认识自己，没有清晰的自我意识，就容易造成心理压力上的问题。比如，有的领导干部不善于自我调节、自动减压。有了压力以后，上级面前不敢说，同事面前不能说，亲朋面前不愿说。由于缺乏自我心理调适手段，心理压力不能得到及时释放，日积月累，结果产生心身性疾病。大量的医学成果证实，这些心身性疾病与不良的情绪压力呈正相关关系。

三、提升你的心理满意度

提升心理满意度，需要从目标信念、兴趣志向、价值取向、精神需求、成就动机、意志品格等关键因素考量。

一是聚焦目标信念。美国哈佛大学一项研究结果表明，在目标追求上可以把人分为四个层次：第一类目标清晰、坚定追求者。这类人可以发展成为有所作为的成功人士，第二类目标比较清晰，知道怎么去做，这类人可以发展成为比较成功的人；第三类目标模糊、容易动摇者，这类人似乎有一定机会，但容易遭受挫折失败；第四类是没有目标者，这类人难以取得成功，多数处于挣扎的边缘。而且心理负荷加重者多数是第三、第四类人。因为心理生活质量差，没有品尝到奋斗的乐趣，没有目标激励的深切感受。由此可见，目标是事业成功的基本前提，没有目标就没有追求，组织也不可能存在，成功也是徒有虚名。在目标导向中，需要强调"三力"：（1）定力。就是要目标方向不动摇，具有"千磨万击还坚劲，任尔东西南北风"的泰然神态。（2）耐力。要比谁坚持得久，比谁承受得起。只有坚持才有机会，才有结果。（3）活力。就是要有灵活性和变通性，不死板不僵化。黄河九曲十八弯，最后能奔向大海，是因为黄河回转盘旋，不求直线捷径，但坚守目标不动摇。如果黄河有畏难情绪，"九曲十八弯"最终放弃，奔向大海只是个遥远的梦。

二是培育兴趣志向。如果说目标信念是精神的支柱，兴趣志向就是维护支柱挺立的添加剂。心理学研究表明，在个人的心理世界中，兴趣是减少心理压力、缓解心理矛盾纠结的重要因素。人们对工作的兴趣会增强工作的责任心和自豪感，对生活的兴趣会增加生活的积极性和主动性。尤其是在单调枯燥的工作环境里，与其刻意忍受不如积极适应，感兴趣的事情要比枯燥无味的事情难度减少，也轻松愉悦得多。为什么我们有的干部百无聊赖，精神萎靡，这并不全是世界观、人生观的问题，是工作、生活中找不到兴趣，发现不了乐趣，心理生活单调乏味，渐渐失去工作热情。为此，要研究当下领导干部的工作兴趣，并由此培养良好的职业兴趣，增加干部心理健康活力。一般说来，人的职业兴趣的产生和发展要经历这样一个过程：有趣—乐趣—志趣。有趣是职业兴趣过程的第一个阶段，也是职业兴趣发展的低级阶段，它往往短暂易逝，非常不稳定。处于这一阶段的兴趣常常与个体对某一工作的新奇感相联系，随着这种新奇感的消失，兴趣也会自然地逝去。对某种工作"有趣"的现象多见于个体刚从事该工作，对工作有种神秘感和新鲜感。当个体打破了对工作的神秘感和新鲜感之后，就会从"有趣"变为"无趣"，日常工作中的改行和跳槽现象多发生于这个阶段的后期。乐趣是职业兴趣过程的第二个阶段，它是在有趣定向发展的基础上形成的，是职业兴趣发展的中级阶段。在这一阶段中，随着职业知识、技能的积累，同事关系的和谐，工作目的的明确，个人的职业兴趣会变得专一、深入起来。志趣是职业兴趣发展过程的第三个阶段，当乐趣同社会责任感、理想、奋斗目标结合起来时，乐趣便变成了志趣。志趣具有社会性、自觉性和方向性，对工作、学习乃至生活具有重要的增力作用。

三是倡导精神需要。人生成长有四大心理需要：（1）生存环境的需要，要获得衣食住行等密切相关的物质基础条件，要有工资收入、办公场所、交通便捷、住房保障的客观需要；（2）发展环境的需要，要进入校园学习知识，加入社会组织，获得情感友谊，得到朋友器重，被组织委以重任等都是发展的需要；（3）健康的需要，希望减少疾病痛苦，保持健全体格，拥有身心健康等；（4）精神的需要，要有理想和信仰，追求精神世界的愉悦满足，获得赞美肯定，乐意助人，积极奉献，创造进取等等。这四大心理需要左右了人们的心理轨迹，是影响心理健康状态的潜在诱因。因此，要研究领导干部的心理需要，既要关注中高层领导干部心理需要结构的变化，更要关注基层干部心理需求的具体表现。只有在了解心理需求特征及其变化趋势的基础上，我们的激励手段才能获得效果。目前在干部队伍中，为什么有的人甘于奉献，积极有为，长年累月坚守在基层一线，为什么有的领导干部两袖清风，甘于寂寞，无私无畏，都与干部精神世界的需求满足有关。有的把奉献进取作为人生的追求，有的把完成组织使命作为精神动力，其中体现出需要层次的差异变化。当然，我们也经常发现，在干部群体中，有的人情绪低落、工作主动性不强，精神倦怠现象突出，这些心理问题需要引起重视。否则，长期的心理压抑会酿成各种心理疾患。在机构调整中各种心理问题增多，存在的心理失衡，需要及时予以纾解。

四是激发成就动机。成就动机是领导干部干事创业最突出的内在驱动力。首次明确提出成就动机概念的是哈佛大学教授麦克利兰（D. C. McClelland）。他认为，成就动机（Achievement Motivation）是人们在完成任务的过程中，力求获得成功的内部动因，亦即个体对自己认为重要的、有价值的事情乐意去做，努力达到完美的一种内部推动力量。应当说，拥有成就动机的人，其心理动力、工作干劲都比较足，富有责任心，为取得成绩或群众满意的评价愿望强烈。对于各级领导干部而言，组织上委以重任寄予厚望，是许多领导干部自感责任重压力大的重要因素。为此，为官一任，造福一方遂成为从政的普遍心理愿望，也彰显出作为领导干部的政治荣誉感。在此，领导的政治荣誉感是一种经过社会考验的自我实现感，荣誉感的获得是领导价值最重要的体现，这种价值体现也成为领导获得重要感的源头活水，从而为领导干事创业提供不竭的动力来源。需要强调的是，领导的自我实现感不同于科学家和艺术家的自我实现感，领导的自我实现感是根植于群众需求基础上的自我实现感，老百姓问题得以解决，群众利益得以维护，由此获得成就荣誉感。这种荣誉感和重要感，丰富着领导干部的精神世界，激励着领导干部奋发向上的精神追求，这也是领导干部充分体现自身价值的强烈感受。正因如此，才使得领导干部总是把"先天下之忧而忧，后天下之乐而乐"作为精神的向往寄托，并以此得到满足。河南兰考县委书记焦裕禄在病榻上给看望他的干部群众表达心愿"把我埋在沙堆上，活着我没有治好沙丘，死了也要看着你们把沙丘治好"，这不仅是共产党人的精神情怀，也是作为领导干部强烈的社会成就动机的真实写照。激发、培育并保护这样的成就动机，是丰富领导干部精神世界，厚植心理资本，增进心理健康水平的重要内容。

五是重视自我认知。自我认知是对自己的洞察和理解，包括角色知觉、社会知觉以及自我评价，随着自我观察的加深，将逐渐上升到自我评价阶段。《道德经》告诉人们"知人者智，自知者明"，讲的就是如何实现自我认知以及自我认知对个人心理成长的重要性。领导干部对自己愿望、动机、行为和个性品质的评价，关系到自己参与组织工作的积极性，也影响到协调工作中的人际关系。自我评价可以是正确的，也可以是不正确的。正确、客观地认识和评价自己的存在价值和自己的所作所为，对于提升心理能力具有重要的意义。自我认知包括角色认知、社会评价认知、自我评价以及自我体验等方面。

从角色知觉角度而言，领导干部角色自知是对领导角色的知觉和意识，时刻想到自己是一个领导者，应承担领导者的责任，履行领导者的义务。领导干部角色自知的特殊性表现在：（1）观察自己较之观察他人掌握的信息多；（2）观察自己比观察别人更为熟悉；（3）自己既是观察者又是被观察者。若一个领导干部对自己所扮演的领导角色的知觉和意识甚差，就有可能出现"在其位不谋其事"的现象，不能起到一个领导者应有的作用。

从社会知觉角度而言，主要包括对个体的知觉和对人际的知觉两部分内容。对个体的知觉主要指对别人外部特征的知觉，进而取得对他的动机、感情、意图、性格等的认识。唐太宗在魏徵逝世时曾感怀"夫以铜为镜，可以正衣冠；以古为镜，可以知兴替；以人为镜，可以知得失。我常保此三镜，以防己过。今魏徵殂逝，遂亡一镜矣"。在此，人际关系的环境是领导者自我意识的一个不可忽视的背景。领导者的人际关系包括领导者与下属，领导者之间，领导者与上级的关系。领导者对人际关系的正确知觉主要集中在对心理距离和感情纽带的理解，领导者对人际关系的知觉一定程度上折射出领导者自身的个性品质和行为习惯，一个善于处理人际关系的领导者会更趋向于客观地认识自己。

从自我评价角度而言，心理学研究显示，人们对自己的看法和实际情况之间有很大的关联，多数人更趋向于用更有利的词汇来描述自己，认为自己有许多好的品质，这种现象在比较了自我评价和对多数其他人的评价时尤其明显，绝大多数个体会用比他们用来形容其他人好得多的词来形容自己。这种对自己进行的正面的、主动的评价就是积极的自我评价。一个具有较高自我效能感的领导者往往更愿意采取积极的自我评价。领导者积极的自我评价的具体表现就是领导者对角色的认识以及自我能力可以说是了如指掌，而且能够充分意识到并发挥出自我能力的巨大实践作用。

　　从自我体验角度而言，自我体验是自我意识在情感上的表现，领导者在意识到自己的角色职责以及权力义务的同时，会形成一种积极的或消极的情感体验，拥有积极情感体验的领导者会自觉将角色要求内化为自己的个人需要和信念并促使自己采取积极的行动。此外，领导者在组织工作中形成的消极自我评价会带来不良的行为，而自我体验能促使自我评价制止这些不良行为的作用。领导者自我冲突是自我体验的一个重要组成部分，由于个体或环境的因素，领导者在意识的过程中产生的对自我认识的模糊和不确定，以及不能客观评价自己的一种心理状态，常常伴随产生一系列负面的情感体验。

　　六是树立价值取向。价值取向是稳定价值观的动态表现。心理学研究认为，当一种价值观经内化而成为人的行为向导时，就被称为价值取向。领导者价值取向表明领导以什么样的态度来对待自我和社会，它是领导在进行价值活动时所表现的一种倾向性态度，是领导在价值活动中的一种选择。价值取向具有以下特征和功能：（1）认知特征和功能。它使个人和群体在历史和现实生活中对自身不同于他人或群体的地位和作用不断地产生新的认识，也就是我们平常所说的自我意识。一个人或群体与他人或别的群体发生关系时，他人或别的群体仿佛成了一面镜子，在这面镜子中可以看到自己的形象是真还是假，是善还是恶，是美还是丑。通过这种反思可以择其善而从之，其不善者而改之。这种自我意识不断升华的过程也是价值取向不断升华的过程。（2）激励特征和功能。价值取向可以唤起个人和群体的美好情感，这是人类行为动力结构中的一个重要环节，若这种感官或审美的需要得不到满足，它就会导致人们的情绪迟钝、消沉，以及无力认识主体的自我。价值取向所引发的特殊的情感实际上是围绕特定的社会生活和实践，调动个人或群体的感情，增强他们的观念，陶冶和发扬他们性格的特定手段。这种情感一旦被引发或调动起来，就会形成一种强大的力量，成为社会发展的动力。（3）导向特征和功能。价值取向的特征和功能在于它可以引导个人和群体坚持鲜明的价值立场并根据价值准则对自己的社会行为进行引导。（4）协调整合特征和功能。协调整合的作用是多方面的，既有政治经济方面的，也有心理和思想方面的。前者往往带有很大的强制性，而后者则往往带有很大的主动性。它可以通过个人和群体在心理本能、认识水平、感情倾向、思想态度方面的相互交流、相互影响、相互制约和相互推动形成共同的心境和心态，从而增强人们的心理凝聚。（5）示范特征和功能。价值取向的一个很重要的特征和功能是通过人的思想感情和行为来对他人和群体树立榜样，进行示范，施加影响，促使被影响者跟着学照着做，树立与自己同样的思想感情和行为。价值取向之所以对被影响者产生重大的影响，改变他们的态度和行为，是由于人们的模仿心理在起作用。价值取向示范的心理依据是模仿。模仿就是群体或个人榜样的相应价值标准在思想、感情和行为中的直接反应过程，它是自觉或不自觉的模拟榜样的态度和行为，对榜样的态度和行为特点进行复制。这种模仿的心理倾向在集体行为中尤为显著。作为一个领导干部应当充分注意到人们的这种心理倾向，充分发挥自身价值取向的正面示范作用。

七是个性品质。孟子曾对"大丈夫"提出了这样的要求"富贵不能淫，贫贱不能移，威武不能屈"。培育和完善领导个性心理品质，除了能力素质之外，良好的气质性格类型、乐观向上的精神状态以及自律谨严的典型行为表现尤为重要。《孟子·尽心上》曾经说过这样一句话："古之人，得志，泽加于民；不得志，修身见于世。穷则独善其身，达则兼善天下。"对于这句话，许多人耳熟能详。尤其是"穷则独善其身，达则兼善天下"激励了许许多多有志之士奋发向上，积极有为。现实生活中，人们都盼望"得志"，尽量避免"不得志"，关键不在"得志"上，而是如何处理好"不得志"的问题。如何对待"不得志"，最佳选择就是"修身见于世"。在此，"修身"就是"修心"。而修身养性的最高境界就是要塑造完整的精神世界，拥有成熟的个性心理品质。

八是增强挫折压力承受力。在人生历程中，引发挫折与压力的原因多种多样，概括起来可分为两大类，即外因和内因。外因是由于外界的事物或情景阻碍领导干部实现目标而产生的角色挫折。譬如，地震、山崩、冰雪、洪水对个人生命财产的威胁，这属于自然灾害的限制以及自然物理环境因素的影响。一般的社会原因主要是指个人在社会生活中所受到的政治、经济、道德、风俗、习惯、宗教等人为因素的限制。由于人的基本生活主要是社会生活，因此相对于自然原因而言，社会原因所造成的角色压力不仅更多，而且更重。它不仅阻碍个体行为，使其角色需要得不到满足，而且还会使个人因失败而内疚直至损伤自尊。例如，一个具有开拓精神的企业改革家遭到某些人的讽刺和打击而历经挫折，即属此例。

现实工作中，领导干部对压力一般会作出这样四种归因：(1) 努力程度。即把压力原因归于自身努力不够这一相对不稳定的内因，这一归因可增强领导干部加倍努力工作的持久性。(2) 能力大小。把压力归于自己能力低这样一类相对稳定的内因。这一归因会使领导干部对自己丧失信心，放弃目标。(3)

目标高低。把压力归因于工作目标太高等相对稳定的外因。这一归因会使领导干部感到自己无能为力，从而降低自信心和行为的持久性。（4）偶然外因。把挫折压力归因于不稳定的偶然的外因，如运气、机会、突发事件等。这一归因不一定会降低工作的积极性，而且大多数情况下，领导干部还会坚持不懈地进行努力。领导干部把压力原因归于内、外因中的稳定性因素，还是不稳定性因素，是影响领导干部今后工作的成功期望和坚持努力行为的关键。也就是说，如果压力被认为是由于能力低、目标高等稳定性因素所致，易使领导干部失去信心，降低以后的工作期望，并不再坚持努力行为。要使领导干部增加努力行为，必须从提高努力认识和调整目标本身入手。相反，如果把压力原因归于自己努力不够和偶然的外在原因，领导干部将会保持甚至增强取得成功的动机，加倍努力，改进方法，积极排解压力。

小资料：失眠者的自我心理调适

失眠主要表现为入睡困难、睡眠维持障碍、早醒等。有研究表明，持续1周失眠会变得急躁、恐惧、紧张、注意力不集中等，严重时可出现定向障碍或共济失调，并可能出现幻觉、妄想等严重的精神障碍。连续失眠还会使人白天精神萎靡或不能保持旺盛的精力，进而影响社会功能。有人曾对失眠症患者进行心理健康状况的研究，发现失眠症患者症状自我评量表中的躯体化、人际关系、敏感、抑郁、焦虑等因子分较正常对照组显著增高，说明心理、社会因素与失眠有着密切的联系。由于心理、社会因素是失眠的主要原因之一，因此，做好心理行为自我调适对改善失眠具有重要的意义。克服失眠的心理调适方法：

1. 保持乐观、知足常乐的良好心态。对社会竞争、个人得失等有充分的认识，避免因挫折致心理失衡。

2. 建立有规律的一日生活制度，保持人的正常睡—醒节律。

3. 创造有利于入睡的条件反射机制。如睡前半小时洗热水澡、泡脚、喝杯牛奶等，只要长期坚持，就会建立起"入睡条件反射"。

4. 白天适度的体育锻炼，有助于晚上的入睡。

5. 养成良好的睡眠卫生习惯，如保持卧室清洁、安静、远离噪音、避开光线刺激等；避免睡觉前喝茶、饮酒等。

6. 自我调节、自我暗示。可进行一些放松的活动，也可反复计数等，有时稍一放松，反而能加快入睡。

7. 限制白天睡眠时间，除白天可适当午睡或打盹片刻外，应避免午睡或打盹，否则会减少晚上的睡意及睡眠时间。

第五章

担当有为，心劲要足

2018 年 5 月 20 日，中共中央办公厅印发了《关于进一步激励广大干部新时代新担当新作为的意见》，对在新时代充分调动和激发干部队伍的积极性、主动性和创造性提出了一系列明确具体的要求，这同时也对各级领导干部担当作为、干事创业作出了崭新的时代要求。担当作为，心劲要足。进一步做好领导干部心理优化工作，营造心情舒畅的干事创业氛围，增强干部的价值感与获得感，激发广大干部向上向善、奋发有为的成就动机，是担当作为，干事创业的重要保障。

一、心理不适，难以作为

当前，在基层干部队伍中出现了一定程度的"舒适悖论"现象。一方面，党中央围绕基层干部的现实处境和普遍关切，树立了加强正向激励的鲜明导向，同时为基层干部松绑、减负，力争为基层干部营造更好的干事创业环境，在很大程度上激发了基层干部的热情、提振了基层干部的信心。然而，另一方面，在实际工作中，基层干部仍较为普遍地反映感到心理不适应，现实困扰和心理负担仍然较大。而且，这种心理不适感现象在担当作为的基层干部身上表现得更加突出。及时化解和有效防范基层干部的心理不适感，是为基层干部减负增能、激发基层干部活力的现实需要。

一是大量的事务性工作的裹挟和执行中的被动处境。一段时间以来，"上面千条线，下面一根针""上面千条线，下面一张网""上面千把锤，下面一根钉""上面千张嘴，下面一条腿"等，成为基层干部描述自身处境的常用话语。这些表述既反映了基层干部的工作状态，也折射了基层干部的无奈，可以在很大程度上解释基层干部的心理不适感，甚至可以说是诱发基层干部心理不适感的主要因素。基层处于党政部门的神经末梢位置，是党和国家各项方针政策执行的最终落脚点，各项工作分解到基层已经属于最末端。位于基层的干部，只能被动接受任务和落实执行。尽管"文山会海"、工作留痕、检查督导等现象得到整治和大幅削减，但是基层工作纷繁复杂、千头万绪的特点依然鲜明，加班加点依然是常态。尤其是，在压力传导型的工作模式下，上级单位仍然习惯性地将传导压力视为推动工作的"神器"，动辄就将所要推动的工作纳入考核、限期完成，而不顾工作的具体特点或者基层所面临的客观现实。考核和问责的"神器"，不仅带来很大的压力和被考核焦虑，还导致很多基层干部主责主业之外不得不承担许多临时性任务，而且有不少事情的优先级甚至还高于主责主业。有些事情受很多客观因素的掣肘，难以按时或按要求完成，但为了不至于被扣分或者问责，基层干部只能应付了事。这使得基层干部有很强烈的"身不由己"的被裹挟感，有时尽管也不想仅仅只是流于形式的被动执行，但又迫不得已。这让很多基层干部感到工作没有成就感，虽然忙忙碌碌，但又碌碌无为。

二是工作中面临的复杂人际关系消耗基层干部大量心力。比如，被动加班现象。即下属为了不给领导留下不好的印象，领导不下班，哪怕自己已经完成手头的工作，也不敢下班；或者，为了防备上级领导的检查抽查，要长时间在单位值守等情况，无谓地牺牲休息时间。再比如，越到基层，在职责、规则、流程等之外，人情、面子、心情等对开展工作的影响越大，在需要跨部门的协调或者直接面对群众时，遇到不理解、不信任、不配合等情况，基层干部为了完成任务，不得不花大量的心思去迎合或协调各种人际关系，"为了公家的事，自己还得受委屈"的情况也偶有发生。

工作中的各种现实因素诱发心理冲突较多。基层干部的心理不适感还和心理冲突紧密关联，而且这些心理冲突都是具体的、现实的。比如，工作要求高，自主性低。对基层干部而言，几乎任何一项任务布置下来，都可以用"时间紧、任务重、要求高、责任大"来形容，为了确保任务的如期圆满完成，上级还要加大督促检查力度。在任务的高要求面前，基层干部很难有工作自主的空间，产生对工作缺乏控制感的心理冲突。此外，基层干部在工作过程中的努力可以控制，但工作结果不可控的情况时有发生。考核看结果而不看过程，尽了责但还是被问责的情况发生时，不管是当事人还是其他干部，都很容易产生强烈的无奈感和无助感。而且，由于工作繁忙，没有时间休息和陪伴家人，工作和生活平衡方面的冲突也是导致基层干部心理不适感的诱因之一。

三是忙闲不均现象带来直接的心理影响。基层较为普遍存在的忙闲不均现象也是导致基层干部心理不适感的一个因素。显然，中青年骨干是当前基层担当作为的主力军，他们担负着各项急难险重的任务，承担着各种被考核的压力和干多错多的问责风险。不管职责范围内的工作，还是各种临时性任务，他们都或主动或被动地忙碌着。然而，当他们辛苦忙碌的同时，身边却有些同事拿着同样甚至比自己更高的工资，却因为年龄大了、提拔无望了、能力跟不上了等主客观因素而过起了得过且过、自由散漫的职场生活。这种忙的忙到应接不暇、闲的却能自由自在的现象，让担当作为的基层干部心理产生不平衡感。能干的成为单位领导所倚重的"关键少数"，越干活越多，但并没有获得更多的待遇或者荣誉，觉得很不公平；不能干的成为单位领导所顾忌的"特殊群体"，闲着也满腹牢骚，甚至还对别人的工作指手画脚，或者想方设法谋取更多的个人收益。当干与不干一个样、干多干少一个样、会干的比不上会表现的等情况成为客观现实时，基层干部在担当作为过程中心理也极大受挫。

四是基层领导干部在严管与厚爱方面的不对等执行。可以说，在基层领导干部群体中一定程度地存在着"责任恐慌"现象。在全面从严管理的大背景下，基层领导干部大多害怕因工作出现差错而担责，存在"宁可不出错，也不去试错"的求稳心态。在这种心态的作用下，基层单位的领导往往更加愿意将严管作为兜底，抓严抓细抓早，确保干部队伍不出问题。这种心态反映在干部激励、容错纠错等方面，表现为在没有明确的政策要求、执行标准或权威参照对象的情况下，基层领导干部宁愿在正向激励干部方面没有作为或者力度小一点、措施少一点，也不愿或不敢大胆进行干部正向激励的探索和实践；在模棱两可的情况下，更倾向于对基层干部进行扣分或问责，而不敢底气十足地为担当作为的好干部撑腰。于是，就导致了基层干部对中央加强正向激励、为基层减负、容错纠错等政策导向的高期望值与实际工作中的低体验度的落差。时间久了以后，有的基层干部甚至感觉保护干部、关爱干部、激励干部是"做做样子"，"最后吃亏的还是老实人"，在工作中缺乏安全感。

五是身心疲劳感以及职业倦怠感影响工作状态。委屈感和无力感。典型地表现为对临时性任务的不可预知、任务完成过程的不可控、要对结果负责的刚性要求等所唤起的无力感和无助感。尤其是，尽责还要被问责时，更是增加了委屈感。有时一个干部被问责，波及一批干部的心理感受。

身心疲劳感。很多在一线担当作为的基层干部长期处于压力应激状态，生理、心理的持续紧张得不到舒缓，在身心健康方面逐渐进入"疲态"，突出地表现为：身体乏力和难以消除的疲惫感；出现不同程度的失眠问题；消化不良、胃溃疡、高血压、心脏病等躯体化疾病多发；紧张、焦虑、烦躁、易怒等情绪症状；情绪低落、兴趣减退、强迫行为等心理问题；焦虑症、抑郁症、过劳导致猝死等极端个案发生率增多；等等。这些身心健康的症状，严重影响了基层干部的身体感受和心理感受，但经常甚至没有时间休息、调整或治疗，又反过来影响工作的效率和实际感受。

职业倦怠感。不得不说，在基层干部队伍中，职业倦怠的现象一定程度地存在，这既影响基层干部的工作状态，也影响他们的心理感受。概括而言，基层干部的职业倦怠感，突出地表现为：工作热情减退，工作积极性不高；工作过程中的个人价值感和成就感降低，对自身及职业的认可度低，工作满意度降低；情感透支和损耗严重，对人对事缺乏热情，经常感到沮丧、无奈、无助和无望；工作的主动性和责任心减退，对工作流于形式、疲于应付、得过且过；对工作的积极心理期待减少，对职务晋升等不抱期待，逃避或拒绝被提拔等。

二、勇于担当，心劲要足

心为万力之本。作为领导干部，既要怀揣梦想，坚定目标、更要充满信心，积极进取，不甘平庸，不断增进干事创业的心劲。

谈到干部的责任担当问题，提出好干部的"五条标准"，"好干部"好在哪里，就在于担当的责任心上。对于责任心，心理学上定义为个人对自己和他人、对家庭和集体、对国家利益和社会发展所负责任的信念、认知和情感，以及与之相应的遵守规范、承担责任和履行义务的自觉态度。责任担当主要有三层含义：（1）一种态度，是个体参与、感受、共享的积极心理体验。（2）一种情感。责任心是对人生充满激情的渴望，是对百姓群众利益安危强烈的关切和同情，是对国家民族深沉的爱。保山地委老书记杨善洲，退休后放弃省会安逸生活跋涉大亮山林场植树造林，一干就是 20 年。（3）一种担当行为。责任心的价值体现在担当行为上。勇于担当不仅是责任义务，更多的是困难和危机。官员在困难面前迎难而上，在利益面前为民做主，不是空喊口号，更多体现在实际行动上。基层群众反映强烈的一些官员"只想当官不出力、只想揽功不担责、只想谋权不舍利"的怠政懒政现象，纪检监察机关查处的大量失职渎职行为，并不一定都是官员思想观念或能力水平上的问题，实质上是责任心不到位的问题。责任担当主要体现为五种精神：（1）对自己负责的精神。对自己负责不是明哲保身，自我放弃，工作中不干事少出事。而是主动担当，积极作为，力求多干事，尽量干好事，努力干成事。（2）对组织负责的精神。责任心要求官员忠实贯彻执行党的各项方针政策，在党组织的召唤面前全力以赴。有的官员有利可图趋之若鹜，无利可图敷衍塞责，对上级布置的任务能拖就拖，甚至阳奉阴违对待组织，搞上有政策下有对策。（3）对地区部门发展的负责精神。

为官一任易，造福一方难；制造矛盾易，解决问题难。对地区部门发展负责不是急功近利，对存在的影响地区事业发展的严重问题、尖锐矛盾视而不见，热衷于做表面文章，而是精心谋划，把握全局，抓住地区部门发展中存在的关键问题，采取有力措施，组织力量抓紧解决。（4）对群众利益的负责精神。官员的责任心，还体现在对维护群众利益的态度行为上。托尔斯泰曾经说过："一个人若是没有热情，他将一事无成，而热情的基点正是责任心。"对群众负责就是要满腔热情，真心实意维护人民群众利益，在工作中倾听基层群众呼声，想群众之所想，急群众之所急，盼群众之所盼，多替群众分忧解难。（5）对未来发展负责的精神。每一项规划设计，每一个重要决策发布之前，都要深入开展调查研究，既要能够解决现实迫切关注的重大问题，更要注重长远事业发展，以久久为功的敬业精神，一班接一班，一任接一任，一张蓝图绘到底。

二是感恩快乐心。德国哲学家尼采说过："感恩即是灵魂上的健康。"懂得感恩就懂得快乐。领导干部思想作风建设上出现问题，表面上看是监管不到位、纪律松弛上的问题，实质上是心理生活枯燥得不到滋养，欲望强烈对荣辱得失计较太甚造成的。拥有感恩心才能够使自己重新认识自己，寻找理性的回归。对于官员来说，感恩快乐心主要体现在四个方面：（1）感谢组织培养。个人成长与官员成长不同。个人成长离不开家庭亲情关怀，官员成长离不开组织培养教育。任何职位都是组织设立的，有了组织才有职位。不论是乡镇干部还是国家主席，都是组织机构和政治制度发展的产物。官员要明白"铁打的组织流水的官"的基本道理，要清楚认识到没有组织就没有今天的自己，正是因为组织培养教育，在组织关怀下得到培养锻炼，得到社会荣誉地位，获得提拔重用。因此，有感恩之心就会坚守岗位，做到心平气和。官大官小都是为国家效力，都是人生美好体验，都是为了完成组织交付的责任使命。（2）感谢群众拥戴。没有群众就没有领导，领导是在群众拥戴中产生的，诚所谓领导力来源于追随者。官员要做群众的主心骨，这个"主心骨"心里要有力量，要有目标和境界。力量从哪里来，来自群众拥护，来自集体智慧。有了感恩心就时刻不忘群众期待，就能够身体力行深入基层，从基层生活中汲取营养，从群众下属中得到支持帮助。许多官员的烦恼痛苦是因为把自己抬得太高，看得太重要，失去了感恩心就失去了必要的社会情感支持。官员的冷漠心态可以折射出个人不健康的生活态度。（3）感谢亲情呵护。亲情使人得到温暖，情感得到慰藉。但亲情不是私情，私情使自己留恋缠绵，忘记了担当。《三国演义》里吕布与貂蝉可谓郎才女貌，但吕布为什么难成大器，是因为儿女情长，英雄志短。亲情是一种比私情更加深厚的情感力量，是战胜挫折摆脱烦恼的心理驿站。亲情虽然渴望家庭温暖，更希冀前途坦顺，一生平安。有了亲情温暖，即便是山高路远，也能不畏艰难跋涉远方。感恩亲情呵护，就是要知道自己的一举一动不仅是为了自己，更要想到还有身后的目光期待，要为家庭朋友增加荣誉。（4）感谢岁月沧桑。什么问题在岁月沧桑面前都是微不足道的。只有岁月沧桑才能说明一切。官员的仕途历程，是人生岁月的积极体验，但不是人生的全部内容。有的官员在升降去留中百般纠结苦恼，心理沉重，是因为被眼前的花草树木遮挡住原野大山的风景。

三是组织忠诚心。组织忠诚，是一种心理契约。官员的优秀品格表现在对待组织、对待事业上的忠诚与坚守。忠诚远远大于能力。有的官员能力强学历高，但心术不正，阳奉阴违，不懂规矩，贪赃枉法，根本原因在于丢失信仰，缺少忠诚。有了忠诚心，就有责任心和使命感，就会忠于职守，满怀激情，对待事业殚精竭虑，对待工作认真负责，对待生活光明磊落。没有忠诚心，就会肆意妄为，背叛组织，无视党纪国法，陷入贪污腐败的泥潭。中纪委打掉的上百个"大老虎"，以及社会上扑面而来的"苍蝇蚊子"，之所以猖狂无忌，以身试法，都不是能力业绩上的问题，而是忠诚度上出了问题。在此，官员的忠诚心主要体现在以下四个层面：（1）对国家的忠诚。不论身在何方，不论处于何种境地，对祖国的忠诚永远是官员的道德情操和行为准则。作为党和政府官员，只有情系祖国，无限忠诚，才能履行职责，不辱使命。公元前100年，汉武帝派中郎将苏武出使匈奴，苏武被单于扣留，放逐于北海牧羊十九年，饱尝艰辛不改其节，感人的故事传颂千年。（2）对组织忠诚。对组织忠诚是官员的职业操守。为什么党员领导干部要重温党章和宣誓词，就是要时刻提醒自己在党旗下的庄严宣誓，要忠诚组织，履行组织重托。《西游记》里的唐僧去西天取经，跋涉千里，经历千难万险，赢得世人尊敬，就是因为唐僧忠于职守，履行承诺。（3）事业忠诚。国家公职人员，其政治使命感和职责重要感要远高于其他社会组织成员。政府官员对事业忠诚，凝聚着社会期盼和公民重托。一些官员玩物丧志，假公济私，奢侈萎靡等腐败现象之所以屡禁不止，不是能力经验不足上的原因，而是事业心的失落。诚如一株病树一样，树干内部出了问题，仅靠提供阳光雨水是远远不够的。（4）信仰忠诚。古人说，人无信不立。有了信仰就有了骨气，就能够挺直腰杆，不为金钱物质所诱惑驱使。信仰是清正廉洁的精神支柱，有了这个支柱，才能做到富贵不能淫，贫贱不能移，威武不能屈。南非前总统曼德拉因禁牢房27载，之所以在苦难面前坚强不屈，是因为拥有坚定的人生信念和强大的心灵力量。

四是利他关爱心。积极心理学研究认为，利他行为是一种积极行为，是个人身心健康快乐的愉快体验。现实生活表明，个人关心他人所获得的快乐满足感要远远高于自己得到的快乐，这也就是许多人乐善好施的心理动机。利他关爱心蕴含着丰富的中国传统文化精神品格。《大学》中开宗明义首先就讲到"大学之道，在明明德，在亲民，在止于至善"。这里的"明德"目的，就是为了"亲民"。"亲民"需要利他关爱心，只有在利他关爱心得到满足的基础上，才能达到"止于至善"的目标境界。官员被称之为"人民公仆"，作为"公仆"的重要使命就是以利他为行为目标，这样才能胜任"公仆"角色，不辜负这一崇高称谓。比如，有的党政官员呕心沥血、一心一意为老百姓做实事，不是因为工资报酬有多高，而是体验到工作岗位的重要感和自豪感，最终是一种心理上的幸福感。正是源于这种积极心态的影响作用，许多官员因此而努力拼搏实现自我价值。由此，衡量官员的成功不是权力大小，也不是职位台阶的高低，而在于群众的肯定与评价，诚所谓"金杯银杯不如老百姓的口碑"。官员有了利他关爱心，才会孕育出深厚强烈的民生情结，才能积极传播正能量，真心实意为群众办实事办好事，让群众感受到社会和组织的温暖。

五是积极进取心。为什么有的人积极向上取得成就成功，有的人却无所事事甘于平庸，究其原因，有无进取心是一个重要因素。进取心是一个人不甘落后，积极行动，努力工作获得成就的心理动力。缺乏进取心主要表现在：（1）被动适应。在工作和生活中，自怨自艾，消极被动，没有主动积极精神，没有求得突破的气魄，这种被动的适应往往失去发展机会。（2）缺少激励。心理学研究表明，人在缺乏激励的时候，只能发挥潜能的20%到30%；在良好的激励环境下，人的潜能可以发挥到80%到90%。要使一个人积极进取，保持良好精神状态，激励是一个重要因素。激励包括物质激励，也包括精神激励，要掌握激励的艺术，把激和励紧密地结合起来。（3）兴趣索然。有的人工作枯燥没有乐趣，是因为对工作对生活失去了热情，感觉百无聊赖，平庸乏味。从积极心理学的角度而言，人的精神快乐来自丰富的精神生活。造成官员"职业心理枯竭"的主要原因是对未来产生了迷茫以至造成了怀疑、紧张乃至忧虑，失去了进取的精神追求。（4）心理沉重。生活当中，有的人总是与过去较劲，觉得过去的日子苦不堪言，反悔过去做过的事情。还有的人不能积极投入现实生活，不能真正理解活在当下的积极价值，不能适应现实，不能接地气顺应时代潮流，不能在当前的职位上尽心尽力，而是与现实生活要求格格不入。还有的人对未来感觉恐惧担忧，现在的路没有走好，对未来的路失去了信心。现实生活中的浅薄之词充斥耳目，不时造成人的心理烦躁。比如"不能输在起跑线上"就造成了许多国人的焦虑，还有在仕途上诳语35岁达不到正厅以及45岁达不到正部级如何如何等等，严重污染了官场风气，毒害了官员稳定、和谐的健康从政心理。

六是敬畏自律心。敬畏顾忌之心是正确处理社会经济发展中人与人、人与社会、人与自然关系的心理基础。加强党的领导，构筑制度约束的藩篱，这仅仅是外力作用。为什么我们有的腐败官员不罢手还伸手，依然心存侥幸敢于以身试法，关键是没有敬畏之心。要有敬畏之心，必须做到以下几点：（1）敬畏制度。在规矩面前，官员要怀有敬畏之心，做遵守党纪国法的表率。中央已经三令五申但还铤而走险，问题的实质不是不懂法律，而是藐视法律，无所顾忌，把自己的权威凌驾于法律规则之上，肆意践踏法律尊严。（2）敬畏权力。"立德之本，莫尚乎正心"（《群书治要》）。"正心"就是要有历史敬畏之心。权力既是一把双刃剑，更是试金石，对待权力的态度就是对待事业人生的态度，只有心怀敬畏之心，才能殚精竭虑，在权力面前诚惶诚恐。中央提出领导干部要"严以用权"，首先要敬畏权力，珍惜权力，才能用好权力。（3）敬畏历史。现实中，有的领导官员只对官帽负责，而不对历史负责，主观武断，不惜浪费国家财力物力，不计成本后果，罔顾人民利益，大搞脱离实际的政绩工程和劳民伤财的形象工程。有的好大喜功，热衷虚假浮夸，追求表面业绩。这种病态政绩观所酿成的恶果，玷污的是政府形象，损害的是执政党的威信。

七是自尊自信心。自尊（self‐esteem），亦称"自尊心""自尊感"。心理学研究认为，自尊心是个人基于自我评价产生和形成的一种自重、自爱、自我尊重，并要求受到他人、集体和社会尊重的情感体验。自尊是人格自我调节结构心理成分。自尊有强弱之分，过强则成虚荣心，过弱则变成自卑。在此，良好的自我认知是自信自尊的先决条件。无论是心理矛盾困惑还是心理扭曲，多与自我认知出现偏差、自我价值体验消极有关。在领导工作中我们可以看到，有的自我肯定，心态积极，务实肯干，富有抱负，成就感强，对生活充满信心。但也有不少官员缺乏抱负，自怨自艾，纠结烦恼，虽然渴望成功但更担心遭遇失败，在挫折失败面前心理抑郁痛苦。

自信心表现在以下几个方面：（1）目标自信。领导是有目标的人，"领"和"导"都是围绕组织愿景或目标产生的行为。如果目标出现了问题，组织必然军心动摇，下属就无法追随。（2）行动自信。自信需要"三力"：第一，定力。就是要目标方向不动摇，具有"千磨万击还坚劲，任尔东西南北风"的泰然神态。第二，耐力。要比谁坚持得久，比谁承受得起。第三，要有活力。就是要有灵活性和变通性，不死板不僵化。为什么黄河九曲十八弯，最后能奔向大海，就是因为黄河回转盘旋，不求直线捷径。如果没有"九曲十八弯"的灵活变通，黄河也只能踟蹰徘徊在青藏高原，奔向大海只是个遥远的梦。（3）心态自信。在官员仕途进步中，应当强调的是阅历比学历重要，平台比台阶珍贵，心态比能力重要。要善于学习思考，逐渐积累，理性观察判断，相信自己有能力驾驭复杂局面，有信心通过自己的出色表现赢得上级支持和基层群众拥护。健康心态要"三看"：一看过去。要对过去感到自豪、满意和充实。二看现在。包括生活环境上的宽松快乐和精神上的欣慰。三看未来。积极乐观，充满希望，满怀信心，对理想信仰充满热爱。

提升自尊自信心，需要积极心理调整，善于开展心理对话。（1）要与组织对话。要了解和认识组织上的规定要求，按照组织的愿望和目标矫正自己的行为举止，组织提倡的要发扬光大，组织反对的要拒绝避免。（2）要与群众对话。要注意倾听群众意见和建议，注意改正自己的缺点不足，虚心向基层群众和下级学习，吸取群众智慧，提升工作自信。（3）与亲人朋友对话。许多的官员情绪压抑，孤独痛苦，与亲情关怀缺失有关。社会心理研究表明，当个体失去亲情关怀，容易诱发心理冲突，一旦压力过大心理无法承受。难以获得社会情感力量主要是缺乏亲戚和朋友关心，没有得到情感宣泄安慰，就会加重心理纠结，诱发焦虑抑郁等心理疾患。（4）与时代对话。人是环境的动物，无法摆脱社会环境的影响约束。官员生活在现实中，要紧随时代，熟悉政策法规，坚持与时俱进，不能僵化保守，造成心理适应缓慢。（5）与历史对话。读史使人明智，没有历史就没有未来。历史就是一卷充满智慧的教科书，要通过历史回顾和经验总结，通过对历史典籍的学习和历史人物的激励，充实精神世界，以不辜负时代赋予的职责使命。

小测验：领导角色准备程度①

指导语：请标明你在多大程度上同意下列的每一个陈述，请使用下列评定方法：1 = 非常不同意；2 = 不同意；3 = 中立；4 = 同意；5 = 非常同意。

1. 使大家依靠我来出主意和建议，是很愉快的事。

$\qquad\qquad\qquad\qquad$ 1　2　3　4　5

2. 确切地说，是我在激励其他人。　　1　2　3　4　5

3. 向其他人提一些有关他们工作的煽动性的问题是一种很好的实践。　　　　　　　　　　　　　1　2　3　4　5

4. 对我来说，赞扬他人是非常自然的一件事。

$\qquad\qquad\qquad\qquad$ 1　2　3　4　5

5. 即使在我情绪不佳时，我也喜欢为他人喝彩。

$\qquad\qquad\qquad\qquad$ 1　2　3　4　5

---

① 参见［美］大卫・V. 戴、［美］约翰・安东纳基斯编，林嵩、徐中译：《领导力的本质》，北京大学出版社 2015 年版。

6. 我的团队的成就重于我的个人荣耀。　　1　2　3　4　5

7. 许多人效仿我的建议。　　1　2　3　4　5

8. 构筑团队精神对我来说是很重要的。　　1　2　3　4　5

9. 我很乐意辅导其他团队成员。　　1　2　3　4　5

10. 赞赏他人的成就对我来说十分重要。　　1　2　3　4　5

11. 我很乐意招待公司的访问者，即使这会妨碍我完成报告的撰写。　　1　2　3　4　5

12. 对我来说在其他场合代表我的团队是很有乐趣的事。

　　　　　　　　　　　　1　2　3　4　5

13. 我的团队成员的问题也就是我的问题。1　2　3　4　5

14. 解决冲突是我乐于从事的一种活动。　　1　2　3　4　5

15. 我会同组织的其他部门合作，即使我不赞同那个部门的成员的立场。　　1　2　3　4　5

16. 在工作中，我经常提出很多想法。　　1　2　3　4　5

17. 只有在适当的机会，我喜欢与人交涉谈判。

　　　　　　　　　　　　1　2　3　4　5

18. 在我发言时，团队成员总会倾听。　　1　2　3　4　5

19. 在我的生活中人们经常请我出面担当活动的领导。

　　　　　　　　　　　　1　2　3　4　5

20. 我总是一个有说服力的人。　　1　2　3　4　5

　　　　　　　　　　　　　　总分：——

计分与解释：把你对每个陈述评定的分数加起来，得到你的总分。对这一分数的尝试性的解释如下：

90~100分：高度准备就绪扮演领导角色

60~89分：中度准备就绪扮演领导角色

40~59分：对于扮演领导角色缺乏一定准备

39 分或以下：对于扮演领导角色很少有所准备

如果你已经是一名成功的领导者但你做这个练习的得分不高，请不必理睬你的分数。如果你还不是领导，或者是一位不太称职的领导，并且你的练习得分特别低，请仔细研究题目。考虑改变你的态度行为，以让自己可以在每一道题中得到 4 分或 5 分。

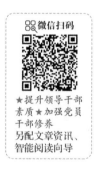

第六章

激发积极正能量

《群书治要》中讲到，"立德之本，莫尚乎正心。心正而后身正，身正而后左右正，左右正而后朝廷正，朝廷正而后国家正，国家正而后天下正"。"正心"就是一种正能量的蓄积，只有"厚积"才能"薄发"。2014年10月8日习近平总书记在党的群众路线教育实践活动总结大会上的讲话中提出的"风清则气正，气正则心齐，心齐则事成"这句话很重要。风清属于外界的东西，气正属于内在的东西，风清气正才能心齐。没有一身正气，何谈两袖清风。对于领导干部而言，提升健康心态水平，需要孕育激发正能量。

一、如何认识正能量

能量是一个物理学概念，出自英国物理学家狄拉克的量子电动力学理论。其基本观点是"伴随着与一个变量有关的自由度的负能量，总是被伴随着另一个纵向自由度的正能量所补偿，所以负能量在实际上从不表现出来"[1]。世界级心理学大师理查德·怀斯特在《正能量》一书中，把"正能量"的概念引入心理学领域，将人体比作一个能量场。每个人身上都是带有能量的，而只有健康、积极、乐观的人才带有正能量，和这样的人交往能将正能量传递给你。而人的意念力来自于我们内在的能量场，减少不该有的欲望，保持心态的平和，喜乐地生活能增加人生的正能量。面对生活的压力与历练，若正能量战胜

---

① ［英］狄拉克：《量子力学原理》（第四版），科学出版社2008年版，第287页。

了负能量即会促进人的进步，激发人性的优点使之为善；若负能量战胜了正能量即会阻碍人的进步，激发人性的缺点使之为恶。

美国的戴维·霍金斯博士是一位医生，在美国很有名，他医治了很多来自世界各地的病人。霍金斯博士研究发现：人的意念振动频率如果在 200 以上就不容易生病。振动频率高者能带来美好的"心理场"。他把心理能量的等级按照从 0 到 1000 进行测量，其中能量层级 200 以下为负能量，200 以上为正能量。正能量包括勇气、淡定、主动、宽容、明智、爱、喜悦、平和、开悟等。例如，爱的能级是 500，它是人们感觉最常见的积极情绪之一，是对配偶、子女、父母、朋友等亲密关系的一种普遍描述，是一种独特的非语言表现，比如我们会信赖所爱的人。爱也改变了我们身体的化学反应，它提高了催产素的水平，这是与终身的牵绊、信任以及亲密的联系有关的心理生理活动。负面情绪诸如嗔恨、发怒、指责、怨恨、嫉妒、苛求过甚、心胸狭隘，凡事自私自利，这些人振动频率很低。按照戴维·霍金斯博士的观点，只要振动频率低于 200，这个人就容易生病。

由此看来，积极乐观的心态，多些正面的念头，以及一颗慈爱的心，是健康不可缺少的因素。心理学研究表明，情绪会触发特定行为倾向，比如恐惧的感觉与逃跑的冲动相联系、愤怒驱动攻击行为、厌恶导致排斥等等。与之相对，积极的情绪体验也会带来人们行为的驱动力，比如喜悦会激发出我们探索和发挥创造性的冲动，而宁静激发出我们品味当前环境、把自己融入周围世界的冲动。

现实中，拥有正能量的人，不仅能够让自己活得开心、活得洒脱，还能够激励带动身边的人。2018年去世的科学家霍金是这样一位内心充满正能量的人。霍金的一生经历了常人难以想象的病痛，但是他却依然咬牙坚持着从事科学研究，创造了巨大的贡献。霍金让人记住的，不仅仅是他在科学领域的成就，还有他阳光幽默的性格。2015年的一个讲座中，有人问霍金，有位乐队成员脱离团体单飞，全世界无数少女的心都将因此破碎，你觉得这件事会产生什么样的效应呢？霍金回答："我给那些心碎的少女们的建议就是，多关注理论物理的研究。因为有一天，多重宇宙的存在可能就会被证明……在那个宇宙里，他仍然是乐团的一员……在一个可能存在的宇宙里，你会和他结婚，快乐地生活在一起。"可以说是相当的机智又贴心了。

重视自我修炼，增强积极向上的精神力量是中国管理文化的精髓。《论语》中就讲过，君子有"三德"："智者不惑，仁者不忧，勇者不惧"。心学创始人王阳明一生历经坎坷，遭廷杖、下诏狱、贬龙场、功高被忌、被诬谋反，可谓受尽了命运的折磨。如果换成普通人，可能早就被郁闷死了。但王阳明在生活中一直充满了乐观积极的精神状态。著名书法家启功先生说得好，"气傲皆应经历少，心平只为磨难多"。仕途未必就是坦途，也许经历的曲折磨难更多，体验惊涛骇浪更深刻。有时候也会陷入心理危机中难以自拔。尤其在各种严峻挑战和压力面前，不仅需要临危不惧的勇气和斗争精神，更需具备应对各种心理危机的正能量。

二、正能量的积极属性

正能量体现为一种健康乐观、积极向上的积极状态；负能量体现为悲观、埋怨、冷漠、失望的消极状态。

1998 年，在美国心理学会主席的就职演说中，马丁·塞利格曼讲述了"积极心理学"的概念。他认为，心理学界对人类所面临的各种心理问题、心理障碍已经研究得比较充分了，但是关于如何追求幸福却研究得不够，所以提议并发起了积极心理学运动。积极心理学就是关于"正能量"的科学，它与我们的情感深深相连，表达着我们的渴望，定义我们的幸福，引导我们树立积极向上的世界观、人生观、价值观。积极心理学认为，每个人身上都有美好、善良的种子，而积极心理学家研究的是如何科学地培育、发展、保持这些美好的特质，帮助人们过上幸福的、有意义的生活。

从演化的角度上看，消极思维在人类进化的过程中发挥了一定的作用，人类为了保持自身及所属群体的生存和可持续发展，便不得不考虑一些不可控的、令人畏惧的事物，比如自然灾害和死亡。这些会带给人类强烈的焦虑和不安。为了对抗这些消极的感受，人类便发展出一种心理保护机制，即积极心理。人类通过积极地看待未来缓解对未知和生命终结的焦虑和恐惧。同时，积极心理还推动了人类的发展。通常情况下，积极心理所指向的未来事件具有明显的前瞻性和不确定性。它推动人们产生更多更美好的想象和对这些想象的渴望。这种渴望就是一种强劲的动力，促使个体向想象中的方向努力探索和奋斗。

我们的生活中有许许多多的不如意、艰难困苦甚至是苦难悲剧，每个人的一生中总要经历悲伤、痛苦、抑郁、绝望。但是，在经历这些痛苦的过程中，人生中仍然会存在美好、积极向上的一面，在绝望之中会有希望，在悲伤之中会有安慰，在痛苦之中会有坚强和成长，在逆境之中会产生对生命更加深刻的理解和爱。就好像我们会在生活中与各种各样的人相处、打交道，不难发现，有的人让我们有一种如沐春风的感觉，和他相处会心情舒畅。然而，有的人相处起来却让人如坐针毡，非常痛苦。为什么会有这种截然不同的感觉呢？这是因为有的人身上充满正能量，有的人身上却带着让人不舒服的负能量。

那么，正能量具体是如何表现的呢？心理学的研究者发现，人们好像是用两种完全不同的思维看待身边的事物。有的人通常拥有积极的视角，从身边的琐事中寻找各种乐趣，从困难中看到希望，让自己更加快乐。而另一些人则很少看到事物积极的一面，哪怕是一点点小事，也让他们感到丧失希望，苦苦挣扎。这样的人很容易能量不足，没有自信心，甚至会削弱他们身边人的精神力量。前者就是有正能量的人，后者是带负能量的人。

有正能量的人，能够给人温暖和希望。和这样的人相处、共事、交往，他们可以带给人一种温暖，让人感到生活到处充满希望。学习他们对生活充满希望，遇到不顺心的事，不会被冲昏头脑，而是用理智驾驭情绪，懂得自我克制，或者有意识地转移目标以平衡稳定自己的心情。

有正能量的人，积极乐观，充满信心。很多人遇到不公、遭受挫折就会变消沉，负能量多的人甚至从此一蹶不振。而拥有正能量的人做事情有热情，遇到问题不灰心丧气，善于从不好的事情中发现希望，并通过自己的言行让周围的人感受到希望，树立继续做下去的勇气。他们不但敢于直面不公和挑战，善于从逆境里奋起并再创辉煌，而且还懂得鼓励自己身边的人，遇到困难不丧失信心，正确对待成败得失。他们不是简单地安慰那颗受伤的心灵，随便地附和，而是晓之以理，动之以情，让颓废的心重新坚强起来。

有正能量的人，让人平静和坦然。公平、公正是社会的追求，也是人们的期盼，但生活中总有一些不平事，公平受到挑战，个人遭受不公正待遇，对于当事人来说，这是非常痛苦的。抱怨是没用的，消沉更是无能的表现。遇到这样的事，身上有正能量的人，他（她）会及时调整自己的心态，不让自己沉沦其中。孔子说："君子坦荡荡，小人长戚戚。"孟子说："仰不愧于天，俯不怍于人。"做事尽力，做人光明磊落，问心无愧，自然平静坦然。他们还把自己的这种平静坦然传递给有同样遭遇的人，而不是一味地同情，怨妇似的抱怨。

有正能量的人，懂得寻找生活的乐趣。他们不会把自己的快乐集中在一件事情上，而是从生活的许多事情中找到乐趣。生活如此丰富多彩，一件事情让人难过痛苦，其余的事情也许会带给人更多的快乐。有正能量的人，总能发现生活中的美好，他们会忘掉那些不快，用高兴的事冲淡心中的忧伤。

正能量使人们在面对挫折时，能够沉着应对挑战和压力，帮助人远离抑郁、焦虑等负面情绪，并增进健康。塞利格曼的研究发现，那些拥有正能量的人，不管是求学阶段的学生、身处职场的成人，还是绝症的患者，都能够以比较积极正面的态度面对生活，而且能够对未来抱有期待和希望。特别是对身处急剧变革的社会和困境中的人们来说，正能量是身心疾病的防护墙、幸福与成就的促进器。由此可见，正能量对个体带来明显而巨大的收益，是重要的心理品质之一。

三、共产党人的正能量

正能量就是一种信仰的力量，是一种热情积极的人生态度，是对理想目标坚持不懈的追求，是旺盛的进取心和事业心。

在中国共产党人身上，充分体现出积极向上、勇于拼搏的正能量。正是有一大批优秀的共产党人，他们信念坚定，意志顽强，求真务实，勇于担当，才使得中国共产党焕发出旺盛的生机与活力。

一是崇尚信仰，追求真理。共产党人为什么坚强，是因为坚守信仰，追求真理。1936 年，毛泽东在陕北的窑洞里同美国记者斯诺谈话时回忆说，正是在 1920 年，读了《共产党宣言》《阶级斗争》和《社会主义史》这三本书以后，他开始树立起对马克思主义的信仰。邓小平曾经说过："为什么我们过去能在非常困难的情况下奋斗出来，战胜千难万险使革命胜利呢？就是因为我们有理想，有马克思主义信念，有共产主义信念。"① 为实现民族独立、国家富强、人民幸福的奋斗目标和中国民族伟大复兴的美好愿景，孕育了共产党的强大正能量，激励着共产党人不畏牺牲、奋勇前进的步伐，铸就共产党的精神

① 《邓小平文选》第 3 卷，人民出版社 1993 年版，第 110 页。

支柱。

2019 年在中央党校（国家行政学院）中青年干部培训班开班式上，习近平总书记强调指出：历史和实践反复证明，一个政党有了远大理想和崇高追求，就会坚强有力，无坚不摧，无往不胜，就能经受一次次挫折而又一次次奋起；一名干部有了坚定的理想信念，站位就高了，心胸就开阔了，就能坚持正确政治方向，做到"风雨不动安如山"。

二是组织忠诚，信念坚定。组织忠诚，亦称组织承诺（organizational commitment）也有译为"组织归属感"等，一般是指个体高度认同并参与一个组织的强度。高组织忠诚度表明成员对组织有非常强的认同感和归属感。中国共产党人的忠诚，体现着个人对组织义务的崇敬与恪守、对组织目标的坚定的人生信仰、对组织任务的义无反顾的担当。

邓中夏是中国共产党最早的党员之一，他是骨头最硬的，也是对党无限忠诚的优秀共产党员。他在上海被捕后，以共产党员的坚定信念和钢铁意志，挺住了敌人金钱厚禄的利诱和严刑拷打的摧残。他对狱中地下党支部负责人说："请告诉大家，就是把邓中夏的骨头烧成灰，邓中夏还是共产党员。"忠诚是以信仰为依托的。没有信仰，就不会忠诚。"敌人只能砍下我们的头颅，决不能动摇我们的信仰！"方志敏对党和革命事业的赤胆忠心，彪炳史册。江姐面对敌人的严刑拷打，始终坚贞不屈，"你们可以打断我的手，杀我的头，要组织是没有的"，"竹签子是竹子做的，共产党员的意志是钢铁铸成的"，赤胆忠心感动天地！从战争年代到和平时期，无数的优秀共产党员都用无私奉献、勇于牺牲、无比忠诚于党和人民的实际行动践行着自己的入党誓言，展示了共产党员终生恪守入党誓词的人生真谛。

三是公道正派，清正廉洁。中国明代有一则流传至今的官箴："吏不畏吾严而畏吾廉，民不服吾能而服吾公。公则民不敢慢，廉则吏不敢欺。公生明，廉生威。"这句话中的"公"和"廉"二字，集中反映了千百年来官员百姓对官员最本质的期望和要求。在中国共产党百年光辉历程中，始终有一条红线贯穿其中，那就是坚持廉洁奉公、公正无私。

延安时期，面对日寇的猖狂侵略和国民党顽固派的经济封锁，在国难当头内忧外患的艰苦岁月里，中国共产党领导的人民军队紧紧依靠人民，发扬自力更生、艰苦奋斗的革命精神，克服了难以想象的困难，擎起抗日救国的大旗，使边区成为中华民族救亡图存的希望所在。当年美国著名记者斯诺先生到延安采访，看到毛泽东住在破旧的窑洞里，身着打着补丁的军装，吃的是地瓜、野菜和红辣椒，他从中领悟了共产党人的一种力量，并预言这种"东方魔力"最终会打出一个新中国。

四是顽强坚韧，拥有激情。矢志不移、愈挫愈奋，是中华民族千百年来形成的宝贵品质，对于中国共产党人来说，坚韧不拔之品格，来自为实现远大理想的不懈追求，来自为天下老百姓谋福利的宽广胸怀，是共产党人骨子里格外突出的重要禀赋。

20世纪60年代在茫茫戈壁滩上，一群热血儿女怀着对祖国强大的憧憬和科技事业的热爱，献身荒漠，创造了"两弹一星"精神奇迹。许许多多的新中国建设者回首往事，都无限缅怀。他们说："那是一段激情燃烧的岁月！国家的建设如火如荼，我们投身伟大的事业，浑身有使不完的力气。"进入改革开放新时代，千千万万的共产党人充满激情、振奋精神，保持昂扬进取、开拓创新的斗志，自加压力、奋发有为。党的好干部牛玉儒就是其中的一个代表。当地干部群众评价他是"最有激情的干部"。正是这熊熊燃烧的革命激情，使工作成为他生命的全部，事业成为他永远的追求。

一个人具有的正能量，是个人身心健康的重要保障。一个政党组织拥有的正能量，是一个政党得到人民衷心拥护支持的根本所在。事实表明，只有满腔热情，拥有正能量的政党，才能领导社会前进；只有确保自己的行为符合民心所向，才有江山社稷的稳固，国运才可能长盛不衰。中国共产党的正能量与中国共产党人的正能量同根同源，融为一体，为中国共产党坚强领导力注入了旺盛的生机活力。

四、养心先要补气

拥有正能量的人乐于助人，心怀宽广，志存高远，坚韧不拔，意志顽强；拥有正能量的政党，崇尚信仰，坚守目标，作风顽强，勤政为民。古人说得好，正气在身，邪不可干。面对条件艰苦、道路曲折、环节恶劣等客观环境，有的领导干部依然保持着满腔热情，精神抖擞，心情愉快，而有的领导者却萎靡消沉下去，随波逐流，根本差异在于精神状态上。对于领导干部而言，激发正能量，"养心补气"至关重要。

一是志气。领导者的志气要表现在四个"不甘"方面：不甘平庸，不甘落伍，不甘颓废，不甘失败。"三军可夺帅也，匹夫不可夺志也。"习近平总书记在十八届中央纪委三次全会上的讲话中说道："我们共产党人特别是领导干部都应该心胸开阔、志存高远，始终心系党、心系人民、心系国家，自觉坚持党性原则。"对于肩负改革发展重任的领导干部来说，既然身处领导岗位，就要树立远大目标，胸怀天下，要把本地区、本部门的工作置身于全国乃至全世界的大环境中去思考问题和发展方向，决不能满足于已取得的一些成绩，满足于完成既定的目标任务，满足于"比上不足、比下有余"。相反，要有一种跳起摸高、争先进位的豪气，击鼓奋进、乘势而上的胆气，继续保持奋发有为的工作激情和强劲有力的发展态势。对于领导干部自身发展而言，要把个人的前途发展融入到实现中华民族伟大复兴的历史进程之中，融入到决胜全面建成小康社会的伟大事业之中。

二是骨气。骨气与信仰价值有关，为民做主需要骨气，有崇高信仰的人就必然有骨气。春秋战国时期，宋国有个人捡了一个宝玉，献给齐国大夫子罕，子罕看到这个宝物谢绝了，说：你的宝我不要，因为我以不贪为宝，你送来的宝是珍宝，结果把我的宝丢掉了，我要自己珍爱的宝。以不贪为宝，才能做到富贵不能淫，贫贱不能移，威武不能屈。骨气从哪里来呢？骨气缘于人格和尊严的一种坚贞气节，领导如果"缺钙少气"，就谈不上骨气。20世纪90年代，国内银行曝出多起亿元大案，防范金融风险形势严峻，时任中国人民银行行长的朱镕基严厉告诫银行官员："不要轻易参加吃请，人家请客无非是要贷款，请吃只能长脂肪。希望你们少长脂肪，多长骨头。"朱镕基所说的"少长脂肪，多长骨头"，就是希望银行官员能够认真履职尽责，不要在各种利益诱惑面前丧失人格和骨气，不要因失职渎职而走上违纪违法的道路。

三是大气。大气就是一种浩然正气，是一种阳刚之气。孟子曰："我知言，我善养吾浩然之气。"浩然之气是一个人的气质或气度，是一个人内心世界的一种外观表现，是一个人综合素质对外散发的一种无形的力量。大气还体现在有眼光、有胸怀、有魄力、有感召力上。有的领导眼光狭窄，心胸狭隘，魄力很小，没有定力，哪有大气呢？做每一件事都要符合良知的要求，这样才能使心中的浩然之气壮大起来，再遇到其他事情就更能以良知为指导，从而达到"从心所欲而不逾矩"的中庸境界。由此看来，要养浩然之气，就要做正直之人，诚实地对待生活中的每一件小事，日积月累，不断壮大。浩然正气，是人的精神脊梁，抵御歪风邪气的屏障。古人把"为天地立心，为生民立命，为往圣继绝学，为万世开太平"作为个人的志向和担当，这就是心中有"大气"的具体体现，值得今天的领导干部借鉴。

四是和气。"礼之用，和为贵"，和气就是亲和力。亲和力不论是对国家还是对个人都是不可忽视的重要力量，所带来的影响也是不可估量，有的领导说话不硬气、办事没底气、群众不服气，一个很重要的原因就是缺乏人格魅力。因为仅仅靠权力发号施令，可以使人服从，但未必使人服气。领导干部应该把亲和力作为一种人格气质和魅力，使其成为一种必备的品质。领导干部的亲和力从哪里来呢？要体察民情，关注民生。要睦邻友善，上下相亲。领导干部要做到心中有群众，把群众冷暖放到心上，倾听群众呼声，多为群众办好事、办实事。要多到老百姓家里去，经常看老百姓想什么缺什么，知道上下相亲的重要性，密切党群干群关系。为此，要体察民情，了解民生疾苦；要团结友爱，倡导睦邻友善；要树立社会良好风尚，化解矛盾，理顺情绪，上下相亲。

　　五是底气。领导干部的底气，指的是推动事业发展的锐气、驾驭复杂局面的大气、团结带领群众的和气、促进自身完善的元气。我们有时遇到这样的领导干部：面对歪风邪气不能坚决抵制，面对发展难题无所作为，面对突发事件手足无措。凡此种种，损害了形象，降低了公信，更容易使工作陷入被动局面，给事业发展造成不利影响。底气来源于扎实的理论功底和积极的实践活动，来源于人民群众的支持拥戴，来源于公众满意度。领导干部的底气不是与生俱来的，而是在实践中逐步积累起来的。作为领导干部，需要从各个方面涵养和增强"底气"，这既是为自己加分，更是为党和政府添彩，为人民造福。

小测验：情感表达量表①

　　指导语：请评价下列陈述在多大程度上表明了你的情况，请将合适的数字圈起来。其中，①表示非常不准确；②表示不准确；③表示一般；④表示准确；⑤表示非常准确。

　　1. 看电影的时候，我会因为喜悦或赞赏而大声叫出来。

　　　　　　　　　　　　　　　　　　　1　2　3　4　5

　　2. 在群体会议中，我有时会用"好""妙极了"等言语表达赞赏之意。　　　　　　　　　　　　1　2　3　4　5

　　3. 在群体会议中，我有时会用"绝对不行""太可怕了"来表达不赞赏。　　　　　　　　　　　1　2　3　4　5

　　4. 在参加会议时，经常有人说我"你看上去太闷了"。

　　　　　　　　　　　　　　　　　　　1　2　3　4　5

　　① 参见［美］大卫·V.戴、［美］约翰·安东纳基斯编，林嵩、徐中译：《领导力的本质》，北京大学出版社2015年版。

5. 在参加社交聚会时，经常有人说我"你看上去太闷了"。　　　　　　　　　　　1　2　3　4　5

6. 在社交聚会和商业会议上，经常有人问我"你是不是要睡着了"。　　　　　　　1　2　3　4　5

7. 当有人帮我一个忙时，我会不断地致谢。

　　　　　　　　　　　　　　　　1　2　3　4　5

8. 在婚礼、毕业典礼或者订婚仪式等场合上，我很容易流泪。　　　　　　　　　　1　2　3　4　5

9. 读到或者看到重大新闻，例如坠机，经常会使我热泪盈眶。　　　　　　　　　　1　2　3　4　5

10. 当我年轻时，我过度地参与了肢体打斗和喊叫的游戏。

　　　　　　　　　　　　　　　　1　2　3　4　5

11. 我害怕不得不同时表达我的愤怒。　1　2　3　4　5

12. 我曾不止一次当着好多朋友哭喊。　1　2　3　4　5

13. 其他人告诉我，我很慈爱。　　　　1　2　3　4　5

14. 其他人告诉我，我很冷酷和与人疏远。1　2　3　4　5

15. 在观看体育运动时，我很兴奋，一般第二天嗓子是哑的。　　　　　　　　　　1　2　3　4　5

16. 对我而言，向其他人表达爱意很困难。1　2　3　4　5

17. 即使当我独处时，我有时也会因喜悦或愤怒发出声来。

　　　　　　　　　　　　　　　　1　2　3　4　5

18. 很多人恭维过我的微笑。　　　　　1　2　3　4　5

19. 了解我的人能够从我脸上的表情中读懂我的感受。

　　　　　　　　　　　　　　　　1　2　3　4　5

20. 不止一次地有人告诉我"我不知道怎样了解你"。

　　　　　　　　　　　　　　　　1　2　3　4　5

　　计分和解释：把你圈出的数字加起来，下面的解释将会指导你了解自己在成为魅力型领导者方面的情感水平。

　　90～100分　你的情绪水平会为你的魅力水平制造麻烦，很多人会把你的行为理解为失控。

　　70～89分　你的情绪水平对于一个魅力型领导者而言非常恰当，你会有情绪化的表现，但是你的情绪化表现没有给你带来麻烦。

　　20～69分　你的情感水平相对于你的魅力而言太弱了。为了更有魅力，你必须努力学习表达你的感情。

　　如果你认为在魅力的情绪化表露方面很难做到，那么努力去开发与魅力相关的其他行为或者特质。例如，努力提高愿景或承担风险。

微信扫码

★提升领导干部
素质★加强党员
干部修养
另配文章资讯、
智能阅读向导

第七章

负面情绪纠结要化解

　　情绪是客观事物是否符合人的需要而产生的心理体验。七情六欲人之常情。俗话说得好，人若无情，何以为人。领导干部也是有血有肉有感情的人，领导的感情世界既有人生幸福的热望，也有事业康顺的企盼。美好人生首先从情绪上的愉快体验开始。但天有不测风云，人有悲欢离合。积极愉快的情绪总是与各种紧张痛苦相伴而生，消除了负面情绪的困扰，换来的是轻松愉快的明天。把握自己的情绪心理，从容化解各种负面情绪危机，是领导心理健康的重要内容。

一、情绪能治病，也能致病

　　心理学研究认为，当人们遭遇重大问题或变化发生感到难以解决、难以把握时，平衡就会打破，正常的生活受到干扰，内心的紧张不断积蓄，继而出现无所适从甚至思维和行为的紊乱，进入一种失衡状态，这就是情绪危机状态。情绪危机意味着平衡稳定的破坏，引起混乱、不安，继而引发诸多身心障碍。《黄帝内经》告诫世人："怒伤肝，喜伤心，悲伤肺，忧思伤脾，惊恐伤肾，百病皆生于气。"这个"气"就是情绪状态。钟南山院士说过，一个人的情绪如果整天处在低潮，体内抵御肿瘤细胞的能力就会下降20％以上。美国医学心理学家塞利格曼在医学观察中发现，情绪状态对于人的身心健康具有重要影响。他观察了70个心脏病人，发现在确定的17个最悲观的病人中，有16个病人没有经受住第二次心脏病发作而去世。而在19个被测试为积极增力的"最乐观"病人中，只有一个去世。现代医学心理学研究也已表明，不良情绪将会使人意识范围狭窄，严重者将导致失去正常的判断能力，负面情绪会损害人体免疫系统，造成新的疾病产生。

有人做过研究，发现有的病人在得了癌症之后，又得了精神分裂症，这本来应该是雪上加霜的事，但是，一段时间之后，和这类病人同时检查出来癌症的精神正常者，或者因为癌症本身的因素，或者因为承受不了化疗的打击而去世，可这些精神分裂的癌症患者还活着，有的甚至连体内的癌肿都消失了……研究者将这个奇迹的发生，归结为心理使然，精神分裂者再不必承受常人患癌之后沉重的精神压力和求生欲望，他们的精神分裂了，人格变化了，也就再没有了常人之心，心不在，病就不在。

曾经有好事者，对出家人做体检，他们意外地发现，那些被常人极端重视，视为与生命健康密切相关的体检指标，在一些出家人身上很多都是不合格的，可换在常人身上，看检测结果可以处于疾病状态。然而，这些出家人却凭借常人标准中的疾病之身，活出了天年。历史上的长寿者，出家人占了很大比例。之所以有这种结果，就是因为出家人没有凡人的欲念和负担，凡心没了，那些因为烦恼人生困扰而产生或者加重的疾病，也就没了"立锥之地"。

汉字的"病"字，下面是个"丙"，"丙"在天干地支中，和"心"是相对应的，之所以把对应"心"的"丙"，放在"病"字里面，就是因为古人可能很早就发现，身体的病，一定和心情有密切关系，而心情都在中医所谓"心"的管辖范围内。

人的基本情绪大概分为九种：快乐、惊奇、温情、悲伤、愤怒、焦虑、恐惧、羞愧、厌恶。其中正面情绪是快乐、温情，中性情绪是惊奇，其余都是负面情绪。由于负面情绪占据绝大多数，许多人会自觉不自觉地陷入负面情绪当中。适当的焦虑对于唤醒兴奋状态，提升应激能力，调动人的积极性是有益的，关键存在着"度"的把握问题。如果长期处于高度焦虑状态，会对人的健康状况尤其是心血管系统和免疫功能造成损害。心理学家指出，焦虑情绪是正常存在的，当面临不确定的因素和突发事件，比如企业倒闭、财产重大损失、亲人亡故或意外灾难降临时，靠理智并不能完全解决问题，还需要情绪的引导才能做出及时反应。焦虑是一种"高度唤醒"和"过度担心"的情绪状态，以便于应对生活中的各种突发事件。但过度的紧张焦虑会让思绪紊乱，内心忐忑不安，若经常处于担心、拘谨、出汗、心跳加快甚至害怕失败的负面情绪感受中，这种唤醒和担忧使人烦躁不安，心绪不宁。长期的焦虑引发的无助紊乱状态会影响人的身心功能，使人身心疲惫，失眠困扰，口味不佳，消化不良。

研究资料表明，人的寿命可达 110 岁以上，甚至高达 160岁。但现实中真正能活到 100 岁以上的人却很少，一般人多数就在 70～80 岁之间。为什么没有达到长寿的预期结果，不是生活苦累和经济上的拮据，而是因为经常遭受到"感情损伤"。心理学研究发现：一个人在大发雷霆时，身体产生的压力激素，足以让小鼠致死。因此"压力激素"，又称"毒性激素"。《黄帝内经》也曾说道："百病生于气也。怒则气上，喜则气缓，悲则气结，惊则气乱，劳则气耗……"。现代医学发现：人类 50%～80% 的疾病与心理的压抑感有关。因此，这类疾病被称为心身性疾病。如果人整天焦躁不安、发怒、紧张等，令压力激素水平长时间居高不下，人体的免疫系统将受到抑制和摧毁，心血管系统也会由于长期过劳而变得格外脆弱。在现实生活中，人们也经常谈论所谓"癌症性格"一说，那些具有一些特定性格特质（比如神经质、易怒、悲观或是孤僻）的人群更容易成为癌魔狩猎的对象，而开朗乐观则有助于预防和治疗癌症。因为人快乐的时候，大脑会分泌多巴胺等益性激素。益性激素让人心绪放松，产生快感，这种身心都很舒服的良好状态，可使人体各机能互相协调、平衡，促进疾病康复。

情绪具有鲜明的属性，在情绪活动中存在明显的两极对立特征。良好的情绪可以催人奋进，有益于身心健康；而情绪消极甚至产生危机时，就会失去心理平衡，让人丧失生活信心。现代心理学和神经科学的最新研究表明，具有积极情绪的医生，做出明智且富有创造性的诊断，几乎是具有中性情绪医生的 3 倍，而且速度要比后者快 19%；乐观销售员的业绩要比悲观的同行高出 56%；在考试前心情愉快的考生成绩要远远高于心情低落的考生。"当我们更快乐、更积极时，我们会变得更成功。我们的大脑表现最好的时刻绝不是消极悲观或心静如水的时候，而是被积极情绪包围时。然而具有讽刺意味的是，我们至今还常常牺牲快乐来换取成功，结果降低了成功的概率。野心勃勃让我们压力倍增，深陷不惜代价获得成功的泥潭"①。生活中的心理学也告诉人们，如果在对抗中压抑自己的怒气，其死于心脏病、中风的风险会高两倍。怒火爆发之时，由于肾上腺素水平突然大幅增高，血压升高、心率加快，对超过 50 岁的人来说突发心脏病或中风的概率会高出 5 倍。

---

① ［美］肖恩·埃科尔：《快乐竞争力》，中国人民大学出版社 2012 年版，第 12 页。

　　2020 年春节期间，一场世所罕见的新冠肺炎疫情突然暴发，疫情肆虐，国人震惊。一项来自北京师范大学心理援助热线发布的相关数据显示：对于这场疫情，44% 民众感觉到恐慌、恐惧、害怕，怀疑自己患有新冠肺炎的占 19%；出现躯体化症状（失眠、头痛等）的占 7%。西南大学心理学部副教授郭磊开展了一项针对全国 1.4 万人的公众心理状况调研，结果显示医护人员群体的抑郁、焦虑、恐惧、内疚情绪在受访群体中最为严重：有 8.70% 的受访医护人员群体有一定程度的心理问题症状，10.87% 的医护人员群体睡眠质量差。

　　猎云网平台的数据显示，疫情期间最困扰的问题是疫情心态建设，其次是焦虑情绪，"疑似肺炎"恐慌心态排第三。从年龄段分布看，90 后占 46.6%，80 后占 34.0%。世界卫生组织（WHO）的一项调查显示，20% ~40% 的人在灾难发生之后会出现轻度的心理失调，这些人不需要特别的心理援助，他们的症状会在几天至几周内得到缓解。30% ~50% 的人会出现中至重度的心理失调，及时的心理援助会使症状得到缓解。而在灾难发生一年之内，20% 的人可能会出现严重心理疾病。

　　我们每一个人都是在情绪氛围中工作和生活，情绪如同空气阳光一样贯穿着整个人生全过程。以积极的、增力的情绪状态面对挑战压力，对于维护身心健康水平，增进领导效能至关重要。

二、负面情绪的表现特征

　　情绪犹如钟摆一样，需要在各种变化当中保持一个平衡状态。若总是摇摆不定，大起大落，时而高涨时而低落，处于失调失衡状态，就会造成"感情损伤"。当负面情绪积累到一定程度，消极情绪堆积严重，积极情绪透支过多，但又缺乏主动、有效的调节，出现"过劳"情形，就会造成生理代谢紊乱、免疫功能降低，甚至出现身体疾病。国外学者通过选取405位重症患者作为研究对象，发现其中的292人（占总数的72%）有过早年的情绪危机，而正常人中只有10%有过类似的情感创伤。[①] 一旦身体健康出现了问题，需要检查的不仅是我们的身体，还有我们的心灵。情绪上的积极乐观与消极抑郁、热情与冷漠、宽松与焦虑、淡定与暴怒、成功与挫折等，这些事物之间的变化是有密切联系的。一旦负面情绪占据主导地位，削弱生理机能，就会导致各种疾病的产生。所谓"病由心生"就是这个道理。

消极情绪积极情绪对问题的看法对照表

消极的人	积极的人
在问题面前束手无策	想办法解决问题
心灵是封闭的	头脑是开放的
观念是陈旧的	观念是崭新的
只说不做	语言后面跟着行动
看结果做事	看趋势做事
只看消极与失败的一面	先看积极和光明之处
在失败面前找借口	在失败之后找原因
字典中总有"不可能"	字典中没有"不可能"

---

① 邓峰主编：《情绪掌控术大全集》，外文出版社2012年版，第5页。

（续表）

消极的人	积极的人
不愿合作，不会利用人际关系	喜欢与人合作，会利用人际关系
目光短浅，斤斤计较眼前得失	目光远大，不会计较一时之利益
总觉得时间充裕，无所事事	总觉得时间不够用，忙于做事
总想休息，工作并痛苦着	热爱事业，工作并快乐着

一般而言，负面情绪主要表现在以下几个方面：

一是焦虑恐惧。由于对突发事件后果的担忧，因工作强度大、责任要求高、成功动机强烈，心理压力陡增，而出现恐惧、紧张和害怕。日常工作中神志恍惚，注意力不容易集中；自身认知能力有所下降，生气激愤非理性的想法就会占主导地位；严重者会出现手心冒汗、颤抖、心慌、胸闷等躯体症状。

二是抑郁。工作、生活中心绪低落、兴趣下降，平常睡眠变差、食欲不佳、懒得活动。有的对发展前途感到悲观、沮丧，出现各种消极想法，甚至悲观厌世。若持续超过两周，就容易诱发抑郁问题。

2010 年 6 月 24 日，民航中南地区管理局局长、党委书记刘亚军留下不足 200 字的遗书，下午 15：30 左右在广深铁路广州东至石牌间 K11＋600 米处撞火车身亡。《中国民航报》6 月 29 日下午发布消息称，刘亚军选择轻生系因精神抑郁所致。根据刘亚军的遗书以及家属和身边工作人员反映，他长期存在失眠现象，总觉得休息不好。到广州工作以来，自感压力大，在家中有时独自哭泣……

对此，心理学家提出了摆脱忧郁情绪的 13 条建议：（1）不要为自己寻找借口；（2）再给自己一点爱；（3）分散你的注意力；（4）改变你的行为；（5）了解自己的极限；（6）寻找心灵的绿洲；（7）相信自己，也相信他人；（8）计划积极有益的活动，应付枯燥的生活；（9）向朋友诉说自己的烦恼；（10）看到事情的光明面； （11）把复杂问题分解成简单的问题；（12）倾尽全力完成一件事；（13）运动是自救的基础。

三是孤独失落。心理学家认为，之所以孤独感会产生，首先是重要社会支持力量的缺失。一个人真正所需要的社会支持，是与自己的内心需要相匹配的社会互助关系。不同的人有着不同的需求类型，有的人看重亲情，有的人看重利益关系等。心理学研究认为，人们在满足了生存的基本需求后，对关系有了更高的要求，人们会进一步产生对爱与归属感的需求。所有令人满意的关系背后，是个人在心理上可以获得被接纳、被认同的感觉，也就是归属感。当我们在与所爱之人陷入爱河，当我们与友人谈心，当我们和家人其乐融融地生活，或是我们出色地完成了工作后在集体中被认可和嘉奖时，我们会感到安全、被理解、被需要和被爱。当这种归属感缺失时，孤独感也就油然而生了。

孤独是一种很正常的心理感受，每个人都有孤独感，就像体会喜怒哀乐一样，是人们生命中都会体会到的感受。一个人即使置身于繁华热闹和人群中，如果没有存在感及重要感依然会感受到心理孤独；一个人如果没有被同事、朋友们理解信任也依然会感受到孤独委屈。冷漠往往与孤独相伴相生，是一种对他人感到冷淡、漠然的情绪，冷漠的人会对别人抱有戒心甚至敌对情绪，对他人的不幸无动于衷、冷眼旁观，表现得毫无同情心理。

四是躯体不适症状和疑病倾向。无端怀疑自己身心症状，总觉得自己哪里不正常或有严重疾病。若躯体持续较长时间存在不适症状，如头痛、头晕，胸闷、气短、心慌、胸痛、疲乏无力等，使自己倍感紧张痛苦，尤其当自己闲下来或独处时，这种身心不适感会更加明显。

五是愤怒敌对情绪。对工作中遭受的委屈或挫折，认为是世道对自己不公平，也有的人会错误地认为自己的人格受到侮辱；职场上被歧视而产生愤愤不平的情绪，甚至与上下级出现敌对态度，争吵、不合作；在工作中易激怒，反应激烈，辱骂身边人员或群众等。

六是社会适应不良，人际关系不和谐，环境适应不良等。对外界环境变化存在陌生恐惧感，在个人心理生活中封闭自我，不愿意让他人知道自己的一切，远离人际交往圈子。一旦被发现心理上脆弱或人际适应不良，就产生自卑、孤僻、嫉妒、猜疑以及社交恐怖心理等。

七是急性应激障碍。遇到重大事件或挫折打击，短时间出现的一种急性精神障碍。由于强烈恐惧而出现明显的兴奋状态，言语、行为活动增加，有的失去控制力，表现为激越、喊叫、打斗，甚至出现冲动伤人及毁物行为。

应当说，领导职业生涯，既是一个事业发展的过程，也是一个深刻难忘的情绪体验过程。"如履薄冰，如临深渊，战战兢兢，诚惶诚恐"这句话，充分说明了人情世故的复杂性和工作责任的艰巨性。领导岗位使命光荣，责任重大，事无巨细，谨慎小心，这本身不仅仅是胜任能力的基本要求，也是领导心理成熟的重要体现。

三、应对情绪危机有良策

心理学研究表明，造成情绪心理危机原因主要有四个方面：一是个人发展环境受限，走不出现实困境。比如考不上大学，找不到工作，台阶限制得不到提拔。二是信息闭塞，对外界环境陌生。比如人们对穷乡僻壤恶劣环境的忧虑，外地人对本地人的陌生心理，多数是不了解当地的复杂情况。三是肩负任务繁重，能力所限，束手无策，存在"本领恐慌"。四是动机需求强烈，担心意外挫折失败。一个人最渴望的也往往是最害怕失去的。比如对投资股票的焦虑、对职业发展的迷茫、对收入减少的无奈等等。这些都会引起不同程度的焦虑紧张情绪。心理学研究认为，趋利避害减少冲突是人的普遍心理需求，追求成功害怕失败的心理动机是引发焦虑的社会心理因素。问题的关键不是成功本身，而是对如何取得成就避免失败的心理纠结。犹如奥运会比赛一样，取得金牌的希望越大，紧张担心的程度也可能更加强烈。为此，减少角色纠结，消解焦虑烦躁，需要掌握必要的情绪调适方法。

（一）宣泄法

可以把人的心理状态比喻成一个气球。在日常生活中，我们经常把一些欲望、冲动、需要等灌注到这个气球里面，于是这个气球越来越大，内部的压力积累得越来越大。当内部的压力达到一定程度时，我们就会觉得气球快要爆炸了，这时候能够给气球放放气，对于维护心理的健康和平衡非常重要。这种放气的过程就是宣泄。由于社会文化的影响，人们对压抑情绪似乎给予更多的肯定性评价，而对宣泄自我情绪则给予更多的否定评价，其实这有违心理规律。

心理学认为，当一个人受到挫折后，用意志力量压抑情绪，表现出正常情况下的镇定自若，这种做法只能缓解表面的紧张，却无法调节内在的情绪纷扰，不仅不能从根本上解决问题，还会陷入更深的心理困境，带来更大的身心危害。所以，当我们在生活中遇到挫折的时候，需要合理宣泄情绪。

宣泄不是哭闹打斗，有的人理解为哭闹完了就宣泄完了，宣泄包括外在宣泄和内在宣泄，它主要是对情绪进行疏导，让自己的心理世界逐渐归于平静。内在的宣泄是什么呢？如自我暗示、影响、想象。外在的宣泄就是活动，登山、划船、健身、打球、游泳等等。每个人喜欢的宣泄途径都不一样，合理的宣泄能够让我们放下一部分的理智，跟随自己的感觉，发泄掉所有的压抑和不如意。这些宣泄与你的体力活动有关，希望领导干部有时间多去健身房锻炼一下身体，闲暇之余登山、散步。做任何事情应该是心情愉快地去做，如果心情烦躁去做这件事情，效果就不一定好了。比如，有的人散步登山咬牙切齿、满心怒火，这个山登上去就很难受。再比如喝酒，借酒浇愁愁更愁，有些人以为喝酒以后会得到一种宣泄，其实不然。据有关专家研究，当你生气的时候，喝酒对人的身体系统损害更大，所以一定要心情愉快地做自己喜欢做的事情，这样的宣泄才是有益身心健康的。但是在发泄的时候注意一定要选择安全的方式，保证自己和他人的安全。

具体来说，常见的合理宣泄方法和技术一般有以下几种：

一是向他人倾诉。人在心情愉快的时候，往往希望与人分享快乐，也容易敞开心扉，快乐的愈加快乐；而在遇到挫折、麻烦，心情不佳的时候，往往喜欢自我封闭不愿意表现自己，以致痛苦者愈加痛苦。常言道：一份幸福说出来让人分享，有可能变成两份幸福；一个痛苦说出来让人分担，就可能变成半个痛苦。心中有委屈和痛苦，不妨找到自己的至亲好友倾吐，或找到与自己不相干的陌生人，如找电台心理热线的主持人等，尽情诉说，甚至可以独自面壁大叫一阵。这样一来你会发现紧张的精神松弛许多，憋闷的心舒服不少。

二是诉诸书面。如果有的人感到自己不善言谈，甚至可能会觉得心中的烦恼和隐私向他人一股脑儿端出来是一件没有安全感的事，这时候不妨换一种方式宣泄，那就是诉诸书面，即文字和绘画，自己跟自己倾吐。特别是绘画作为一种解压手段，近年来越来越受到人们的追捧。

三是大哭一场。内心的压力导致情绪失衡，而哭泣可以使人恢复平衡，使中枢神经系统的紧张消除。当人哭出来的时候，就会把内心的压力给哭出来，这是缓解心理压力的安全阀。当人哭完时，就会有种轻松感。现在在一些大城市，"哭吧"作为一种心理宣泄的场所应运而生。

四是运动消气。当人处于盛怒状态时，可以进行剧烈的运动，把因盛怒积蓄的情绪释放出来。当人累得满头大汗，气喘吁吁，筋疲力尽时，就发觉心中的怒气已消失了一半，心情也趋于平静。法国出现了一种新兴的行业：运动消气中心。中心均有专业教练指导，教人如何大喊大叫、扭毛巾、打枕头、捶沙发等，做一种运动量颇大的"减压消气操"。在这些运动中心，上下左右皆铺满了海绵任人摸爬滚打，纵横驰骋。通过运动进行宣泄，既不至于怒火郁积而危害身体，也不至于因盛怒而干出无法挽回的事。

（二）投射法

心理学上所谓的投射，主要指的是人们将自己的思想、态度、愿望、情绪、性格等个性特征不自觉地反映外界的事物或者他人的一种心理作用。投射效应是一种本能的心理反应，每个人都会情不自禁地用自己的理解来看待环境和周遭事物，很难保证中立和客观。投射的心理过程好比用投影仪把画面投射到墙上，墙上能够呈现什么画面是由投影仪决定的，我们无法在墙上修改画面，因为要改变的图画不在墙上，而是在投影仪里，这个投影仪就是你的内心。

关于投射现象的例子很多，例如红楼梦的经典桥段"黛玉葬花"就是一种投射现象，在普通人看来寻常不过的花开花落，在林黛玉眼里却有非常多的内心感觉，不懂得心理学的人可能会觉得她矫情，但是从心理学的角度来看，林妹妹是在为自己的命运而悲伤。心理作家张德芬在《遇见未知的自己》一书中，曾说过一句非常经典的话："亲爱的，外面没有别人，只有你自己。"这句话就是对投射现象做出的最好的解释。

投射一般分为两种：一种是积极的投射，也就是把心中积极正向的部分，比如热情、爱、欣赏等，投射到环境和事物，这是一种"正性移情"。另一种是将自己无法接受的负面的东西投射到外界，以减轻自己的内心冲突。生活中常常遇到这样的情况，人对某件事、某个人的恼怒有时混杂着许多完全属于自己的东西，往往是某事某人激发了自己潜藏已久的焦虑，因为无意识害怕这种内心焦虑再现，而为自己找到一个假想敌是一种处理内心愤怒最安全、最省力、最有益的办法。

投射不仅仅是被动的心理过程，也可以主动利用投射效应作为一种心理调适手段，具体如下：

第一，分散注意力，化解不良情绪。当遇到不愉快的事情时，可以把不愉快的事情投到、联想到别的事情上去。当遇到挫折、遇到打击的时候，应该看看生活中还有比你遭受的挫折更多、更重的人，相比之下发现自己遭遇的这些挫折可以忽略不计。心理学研究认为，当人发生情绪反应时，大脑中会产生一个较强的兴奋灶。这时候如果另外建立一个或几个新的兴奋灶，便可抵消或冲淡原来的优势中心。因此，要学会情绪的投射转移，即通过自我疏导，变不良情绪为积极情绪。

第二，树立学习榜样，调动内心潜能。人的内心都有积极向上的发展动机，而榜样的力量能够激发和调动这些积极因素，变潜力为动力。例如，你可能在工作上是一个非常努力的人，但是有时候做事比较随性，难以持之以恒。这时候如果遇到一位非常有自制力的领导，你可能就会非常钦佩这位领导的上进心。这种钦佩在某种程度上就是一种投射，因为你自己身上可能也有这些特质，只是与这位领导相比差了一些。如果你能够意识到这一点，并且通过不断努力，你也能成为更好的自己。

第三，调整思维，转换角度。有这样一则印度寓言：两个人面对一杯喝了一半的水，一个人说："我已经喝掉了半杯水。"另一个人说："我还有半杯水没喝。"前者的话语中，透露出的是无奈和苦涩，而后者的话语中则充满了希望。尤其人到中年，恰似那已经喝掉了半杯的水。是满怀愁绪、无可奈何地缅怀已喝掉的那半杯水，还是以快乐的心态去计划该如何享受剩下的半杯水，答案就在每个人自己的手中。

第四，善于欣赏，激扬斗志。古人高度重视音乐对内心的升华作用，"一点芳心休诉，琵琶解语"，"欲将心事付瑶琴，知音少，弦断有谁听"，可以说，音乐既可以让人的内心世界变得开放变得包容，又可以使人进入自我探索和独白的境界；既能使心灵净化，又可以减轻焦虑；还能够释放积聚压抑的情感，解除沉重的心理负担。可见，音乐对改善不良情绪不仅是一种手段，更是一位春风化雨的"使者"。此外，音乐还有寄托情志的投射作用，"诗以言志，歌以永言"就是这个道理，可以让人从音乐的铿锵节奏或悠远意境之中，增强信心，开阔胸怀。

第五，不妨尝试"解压绘本"，缓解内心焦虑。近两年流行"解压绘本"，就是利用这种投射机制来缓解焦虑、调节情绪。解压绘本的背后，运用的其实是投射技术，读者通过任意选择颜色来填充图案，依照自己的喜好将欢乐或者悲伤的情绪表达出来。绘画作为情感表达的工具，能够反映出人们内在的潜意识层面的信息，是将潜意识的内容视觉化的过程。人们对绘画的防御心理较轻，不知不觉中就会把内心深层次的动机、情绪、焦虑、冲突、价值观和愿望等投射在绘画作品中，有助于释放消极情绪，让心灵重归宁静。

（三）淡化法

可以做一个"心灵的隐士"，学会不把任何事情看得太重，生活中我们该做的事情很多，人生经历的风雨也很多。遇到一些重大的问题、重大的挫折时尽量把它淡化，适当地给自己宽宽心，退一步海阔天空，任何事情都是物极必反，生活中有很多事情没有必要那么苛刻，放缓一下，放宽一下。面对世间的纷纷扰扰，我们要学会用淡化来对待。

那么，如何才能做到淡化呢？

第一，承认和接纳自我。不能刻意回避和压抑忧愁烦恼，因为普通人根本达不到"太上忘情"之境界，如果刻意去压抑这些消极情绪，焦虑不安烦躁的能量全都进入到潜意识层面，那个时候会让人感到更痛苦更纠结，所以要先承认和接受情绪。当你承认和接受了情绪，那就开始观察自身的情绪。当你用客观眼光去观察自身情绪的时候，你与情绪就自动分离而非混为一体，情绪是情绪，你是你，这个时候情绪对你的影响会淡化不少。当与情绪分离的时候，你就会发现许多烦恼都是空，就能度过一切苦难。

第二，理解认识生活。正如丰子恺先生所说："你若爱，生活哪里都可爱。你若恨，生活哪里都可恨。你若感恩，处处可感恩。你若成长，事事可成长。不是世界选择了你，是你选择了这个世界。既然无处可躲，不如傻乐。既然无处可逃，不如喜悦。既然没有净土，不如静心。既然没有如愿，不如释然。"古人讲：人贵自知，各安其命。西哲云：认识你自己。我们每个人都必须选择适合自己的人生道路，每个人都必须选择适合自己的生活方式。请记住，你要活得随意些，你就活得平凡些；你要活得辉煌些，你就活得痛苦些；你要活得长久些，你就活得简单些。

第三，保持平和心态。月盈则亏，水满则溢，静则得之，躁则失之。外在的东西失衡就会倾覆，内在的东西失衡就会失态。为此，应坚持辩证思维，以平和的心态对待得失，以豁达的胸怀看待名利。美国心理学界经过长达 10 年的时间，对 100 多个国家和地区的 1 万多人进行了详细的调查，发现快乐是人类特有的一种心理感受，具有浓重的主观色彩，它与种族、年龄、职业、地位、个人占有的财富没有内在的联系，它就是一种主观感受。钱多快乐吗？不一定。有人对中 500 万大奖的人做过调查，如果中大奖的人是抑郁型的人，他确实会快乐，但快乐持续的时间最多半年，半年以后他又会陷入抑郁之中。快乐属于每个人自己，也就是说每个人掌管着快乐的钥匙，当一个人感到愉快的时候，就会有比较好的免疫力，就会分泌出内啡肽。当一个人感到不愉快的时候，免疫力下降。

（四）转移法

人们在经历不愉快的事情时，要学会转移不良情绪。转移就是建立新的行为而分散、转移原有心境、情绪的一种心理调节方式。看花消愁、听曲解闷是转移；游山玩水、纵情江湖也是转移。

心理学上说的转移一般可以归纳为两类：一类是转移情景。当我们不开心，且不能立即解决目前的问题时，那就暂且离开让我们痛苦的场景。另一类是转移关注焦点。通过改变注意焦点来调节自己的情绪状态，比如，我们会把自己的注意力从那些令自己不舒服的场景或事物中转移开。伤心的时候我们会打开音乐播放器，收听自己喜欢的歌，或是去商场买东西、吃好吃的、跑步、看书等，让自己开心起来。这是有效果的，在投入到新的活动过程中，我们的注意力会暂时集中在让自己放松的事物中，从而暂时停止去想那些不开心的人和事。

我们遇到那些让自己痛苦、焦躁、郁闷的事情时，除了选择出去旅游、到街角痛饮一杯，或是到朋友家倾诉一番来缓解之外，还有很多人的转移方法是全心全意投入到工作当中。当你投入到工作中的时候，就会发现你也没那么多心思焦虑烦躁，世界都变得美好了。你所在意的只有你手头的这一件事，做好了你就开心，做不好就想继续努力。忙是治疗一切自怨自艾的良药，一忙，生活就有了奔头，做的事情都有意义。

转移不是把情绪压抑到心里，而是要学会用理性来思考解决问题的办法。当然，平常我们说的"换个地方散散心"以及"听音乐、跑步"这种情景选择策略和注意转移策略并不是最好的情绪调节方法，也并不能使我们真正地解决问题，消除产生负面情绪的来源。曾经有一个人很害怕当众发言，有一次大会上快轮到他发言时，就感到非常紧张，害怕自己在那么多人面前出丑，害怕自己的声音不好听，台下观众就会笑话他。后来，因为有临时变动，主持人安排他下次会议上再发言，不由的长舒了一口气，心情立刻恢复到了舒适的状态。但随着离下次的演讲时间临近，他又陷入了紧张焦虑之中。最后，他决定正视自己的问题，花了很多的时间来学习材料和演讲的技巧，经过精心的准备，终于顺利地完成了演讲。

转移之后，还有几个必要的工作要做：

第一步，要平复的是糟糕的心情，让自己冷静下来。当遇到不开心的事情时，我们可能并没有心情去审视整件事情的前因后果。人们在情绪化时，在肾上腺素的影响下，思维会变得非常狭隘，认为面对问题只有非此即彼的两种极端化选择。此时，焦虑、恐惧、愤怒等消极情绪就会占据我们的头脑，让我们做出自己也想不到的行为。此时，情景选择和注意转移策略就可以暂时让我们恢复积极的情绪，抵消消极情绪的破坏性，让我们恢复理性的状态。

第二步，让理性重新来掌控行为。你在消极情绪缓解下来之后，重新审视那让你焦虑、痛苦、抑郁的事情。转移给了我们一个缓冲的机会，来重新思考令我们焦虑或是痛苦的问题，让我们回归理智，像一个局外人一样审视自我。当我们开动大脑来重新审视思考这些复杂而抽象的问题时，大脑中负责理性思考的部分会重启，重新看待这件事让我们失去了什么，又获得了什么，该怎么样利用周围的资源来解决。在这一步当中，你还要克服"做了也不会有什么效果、不会改变"的想法。这种想法会让你觉得就是这样，做了依然不会有多大改变。有很多人就是被自己不真实的想法吓到了，他们自己将出口堵住了。

第三步，那就是立马行动。立即去做，可以让自己在做的过程中，渐渐找到应对问题的方法，渐入状态。但立即去做并不是盲目地干，而是在第二步的仔细思考之后，利用现有的条件进行各种尝试。因为只有去做了，你才会面对真实的情景，而不是在头脑中预演各种不好的画面。你可以一次只做一件简单的事情，每一个小的前进都会增强你的信心。尽管在行动的过程中，你难免还会想起或面对那不舒服的情景或人，但没关系，因为你已经动了起来。

小测验：情绪自测量表

指导语：下面是一份情绪自测量表，请根据自己的实际感受在每题后面的"经常""有时""很少""从不"四个选项的括号内画"√"。每题只有一个答案。

经常　有时　很少　从不

愤怒

1. 我压抑、隐藏自己的愤怒。（　）（　）（　）（　）

2. 我对别人生气后感到后悔。（　）（　）（　）（　）

3. 有人一激，我就忍不住发怒。

（　）（　）（　）（　）

4. 我觉得自己对他人发火有益无害。

（　）（　）（　）（　）

5. 我遇到的情况只有用愤怒来做出反应。

（　）（　）（　）（　）

快乐

1. 我认为生活很枯燥，毫无兴趣可言。

（　）（　）（　）（　）

2. 我感到厌倦。　（　）（　）（　）（　）

3. 我很难专心于工作。（　）（　）（　）（　）

4. 我的工作呈现给我的没有什么新趣味。

（　）（　）（　）（　）

5. 当我对某个方案感到兴奋时，就难以保持足够的冷静。

（　）（　）（　）（　）

恐惧

1. 避开某些场景（如飞行或人群），我会感到更舒服。

（　）（　）（　）（　）

2. 对于我所害怕的事，我宁愿不理睬。

（　）（　）（　）（　）

3. 当我一想到危险时，便难以正常思考。

（　）（　）（　）（　）

4. 我觉得要不惜一切代价来避免失败。

（ ） （ ） （ ） （ ）

5. 对于我来说停止对某人或某事的担忧是很困难的。

（ ） （ ） （ ） （ ）

信心、信任

1. 我对自己能否胜任工作，没有把握。

（ ） （ ） （ ） （ ）

2. 当别人完成任务的方式与我不同时，我会怀疑自己。

（ ） （ ） （ ） （ ）

3. 我觉得大多数人唯一感兴趣的是他们自己。

（ ） （ ） （ ） （ ）

4. 我不愿让别人参与我的决策或制订计划。

（ ） （ ） （ ） （ ）

5. 我试图向别人隐瞒自己的感情。

（ ） （ ） （ ） （ ）

嫉妒

1. 他人的成功似乎是对我的威胁。

（ ） （ ） （ ） （ ）

2. 当我完成某件实事，我一定要让人们知道。

（ ） （ ） （ ） （ ）

3. 看到别人获取荣誉，我感到心烦。

（ ） （ ） （ ） （ ）

4. 我对别人的错误不能容忍。（ ） （ ） （ ） （ ）

5. 我发现竞争比合作更加激励我。

（　）（　）（　）（　）

内疚

1. 我常为自己当替罪羊代人受过而感到委屈。

（　）（　）（　）（　）

2. 我为自己的疏忽感到不安，觉得必须弥补这些过失。

（　）（　）（　）（　）

3. 我觉得自己错了，但并不知道错在哪里。

（　）（　）（　）（　）

4. 我不清楚我的道德标准是什么。

（　）（　）（　）（　）

5. 我过分夸大自己犯的错误。（　）（　）（　）（　）

抑郁

1. 我入睡困难，而且易被吵醒。

（　）（　）（　）（　）

2. 我不能把注意力集中在我的学习上。

（　）（　）（　）（　）

3. 我感到自己不能主宰自己的命运。

（　）（　）（　）（　）

4. 我觉得自己的许多成就是不该得到的。

（　）（　）（　）（　）

5. 我用不停的活动使自己摆脱烦恼。

（　）（　）（　）（　）

测试说明：根据你对每一题的回答结果，"经常"记 5 分，"有时"记 3 分，"很少"记 1 分，"从不"记 0 分。然后计算你每一部分的得分。每一部分总分超过 15 分，表明你应该注意这方面的情绪；少于 5 分，表明你这一方面的情绪处理得很好。根据七个情绪维度得分情况，可以确定你应该优先体验哪种情绪。

第八章

心态好，
精神状态自然好

天有三宝日月星，地有三宝水火风，人有三宝精气神。领导形象就是精气神的充分展示，体现出一种乐观向上的心理状态。现实生活中不难发现，有的领导干部精神旺盛，斗志昂扬，满怀信心，状态良好；有的人际领导干部相互包容、相互理解、相互沟通，人际融洽，班子团结凝聚力强；有的领导干部平易近人，作风朴实，心怀民生，领导威信高。领导形象好源自丰富自我精神世界，拥有积极健康的心理状态。

一、好状态源自好心态

心态即是一个人的精神状态，只要有良好的心态，就能保持饱满的心情。一个人有什么样的精神状态就会产生什么样的生活现实。

哲人说："你的心态就是你真正的主人。"每个人都有一套属于自我的生活理念，有的人生活得很快乐，有的人却对生活出奇的失望，归根结底是心态的问题。生活中总是会出现很多突如其来的灾难，让人突然陷入一种茫然、焦急、狂躁的情绪之中，更有甚者对生命绝望。不难看出，随着社会的进步，竞争的激烈，人们的各种压力增大，当这种压力超过了某种负荷能力的时候，就会让人出现偏激情绪，由此带来的后果是无法想象的，如果人能在适当的时候给自己找一个出口，就会逐渐排除这样的精神压力，走向更辉煌的道路。

2008 年北京奥运会唯一外籍火炬手——美籍探险家哈奇，曾是美国一家知名媒体的电视工作者，35 岁时身患绝症，便通过骑自行车对抗病魔，已实现环球骑行 4 次。2008 年已是 69

岁的哈奇由青藏线进入西藏，成为世界上第一个在珠穆朗玛峰公路上完成"珠峰骑行"的骑手。"对于很多老人来说，过上衣食无忧的生活、子孙满堂，就是幸福的生活。而我却是个例外，我的幸福在西藏泥泞的土石路上，在头痛欲裂的高原反应中，在藏族孩子的琅琅读书声里，在气喘吁吁地登上海拔 5000多米的山口看群山跌宕，风光无限……"虽然病魔缠身，但哈奇对待现实的积极态度改变了他的人生。

二、避免心理疲劳现象

疲劳可分身体疲劳和心理疲劳。身体疲劳就是体力不支，体能下降，困乏无力，无法继续承担繁重的体力劳动。心理疲劳属于精神层面上的问题。心理学研究把心理疲劳归结为情绪劳动过分透支，造成的一种身心倦怠现象。应当看到，心理疲劳是领导干部中需要重视的一种心理健康问题。许多人工作积极性不高，无精打采以及业绩能力下降，并不是能力不足的问题，而是情绪上的透支和心理疲劳问题。主要表现为：一是感到疲乏无力。不少领导干部每天的工作无规律而且繁重，常常眼睛酸痛发胀，头痛头昏，注意力不集中，记忆力减退，晚上失眠多梦，经医院检查又无实质性的病症，长期处于亚健康状态。二是出现工作厌倦。不少人长期从事单调、重复的公务活动，产生心理饱和，工作兴趣和激情减退。三是心理疾病增多。由于生理疲劳、心理疲劳，发生心理障碍，诱发各种心理疾病，最主要的还是持续不良反应所引起的躯体器质性的病变，包括心血管系统、消化系统和内分泌系统等病症。

产生心理疲劳的主要原因：一是兴趣爱好缺乏。一个人的兴趣爱好广泛度与其乐观态度相关，不少人由于没有业余兴趣来不断刺激和调节平常的工作和生活，以致对重复性工作感到疲劳、厌倦。二是工作单调时间紧张。有的领导干部特别是基层干部，长年累月加班加点，几乎没有自己的休息空间，时间长了，就会导致身体劳累，产生对工作的厌倦。三是思虑过度。许多人一时工作思路打不开，纠结困惑，这也是不少领导干部产生心理疲劳的主要原因之一。

过度的心理折磨会影响人的抗压能力，也会直接影响人的身心健康状态。生活在一定的自然环境和社会环境之中，每个人都会面对来自自然、社会、生活中的各种心理压力。美国俄亥俄州立大学研究人员，给已婚夫妇的手臂上安装上能产生水泡的抽气装置（模拟伤口），并对他们进行测试；当他们被问及曾有不同意见并激烈争吵过的问题时，"伤口"比正常情况下的康复速度慢了40%，这一反应是由会引起感染的免疫细胞因子突然增多所致，如果该细胞因子水平长期偏高就会导致各种疾病。对于如何纾解心理疲劳，中外心理学家、医学家们提出了许多建议。

一是积极的心理暗示。将鼓舞人心的话写下来，经常看看，会对身体健康产生有益影响。如果能在头脑中生动地想象出积极的激励之语，它的作用和阅读醒世良言是一样的。自己想象成爱笑的、高兴的、精力充沛的人，试图以这种感觉影响自己，你想得越活灵活现，这种方法就越有效；另外也可以不断给自己重复说些积极的话，如我一天比一天觉得更快乐、更无忧无虑，不断重复地自我提示会改善人的情绪、精力和健康状况。

二是积极的情绪体验。开怀大笑 100 次：笑声能使人卸去多余的压力，保护血管内壁，从而减轻心脏病发作的概率。坠入爱河（提高记忆力）：坠入爱河会使人一年内神经因子水平处于增高状态，这一类似激素的物质会刺激新的脑细胞生长，有助于神经系统的恢复并增进记忆力。不过恋爱一年后恋爱生长因子水平会出现回落。当人哈哈大笑时，需要调动身体内超过 400 块肌肉，因而还能有效消耗热量。有些研究人员估计，大笑 100 次相当于 10 分钟划船和 15 分钟骑自行车的有氧运动量。动情而哭：动情而哭会伴随着压抑情绪分泌更多激素和神经传递素，可能会导致低血压，脉搏变慢和其他同步的脑电波模式，所以动情而哭的目的是为了去除体内压抑的化学成分。减少压抑：如果常年处于慢性压抑之中，血液中葡萄糖好脂肪酸都会升高，患糖尿病好心脏病的风险自然也就大了。另外，压力还会使人体胆固醇水平上升，也会更易诱发心血管病。当人处于沮丧、悲痛和冷漠状态时，体内的复合胺都会偏低，复合胺能调节人对疼痛的感知能力，这也是为何 45% 有沮丧倾向的病人会有种种疼痛不适感的原因。

三是积极的行动体验。美国加利福尼亚大学洛杉矶分校精神病学教授海拉·卡斯博士表示，人体脑下垂体后叶会分泌一种被称为"黏合荷尔蒙"的物质，会使人之间有抚摸和拥抱的欲望，同时上述动作也会刺激体内修复细胞分泌一种抗衰老、抗压抑的激素。其他形式的触摸，如按摩等也被证实有助于身体恢复。对那些进行开胸手术和心脏移植的患者定期进行按摩治疗，结果证明康复时间大大缩短，术后并发症也大大减少。如果大吵过一架或感觉压抑，尽量让自己从中解脱出来，找一处清净所在，用腹式呼吸法深呼吸 15 下，意念集中告诉自己一切都好，这样可以立竿见影地降低心率和血压。如果争论还未结束，再回去平心静气地谈，做不到这一点的话，干脆离开。

三、如何保持好心态

俗话说，再苦心不能苦，再累心不能累。真正的累是心累。心理学研究发现，当成功到来的时候，人的心理承受力呈现出正向发展趋势；而当挫折到来的时候，人的心理承受力呈现出负向发展趋势，这是由人的心理形成规律所决定。因此，一个人承受成功是没有太大问题的，其承受能力体现也不会太充分；而承受挫折，摆脱纠结烦恼，减少心中的苦与累，才真正是对人的心理承受能力的考验。挫折程度越深，考验就越大，其能力强弱的反应也就越明显。

如何调整好自己的心态？心理学家们提出了如下三条建议：一是欲望不要太高。欲望无止境，欲望越高，一旦不能得到满足，形成的反差就越大，心态就越容易失衡。二是攀比思想不能太重。如果盲目攀比，就会"人比人，气死人"。如果跟普通员工比待遇，跟先进人物比贡献，心态就能平衡，怨气就自然消了。三是要学会忘记。不要对过去的事耿耿于怀，过去了的事就让它过去，这样才会少去许多烦恼，心情才能舒畅。英国思想家伯特兰·罗素认为，人类种类各异的不快乐，一部分根源于外在的社会环境，一部分根源于内存的个人心理。心情状态调整好了，工作状态自然好。面对纷繁复杂的世界、变幻莫测的人生，对于领导干部来说，应把调适心态摆在首位。须知心态好精神状态自然好，具有良好的精神状态，领导形象自然好。

（一）保持乐观积极心态

一是要有仁爱之心。只有博爱的人才会懂得善待自己，善待他人。古希腊哲学家苏格拉底是一个"惧内"的人。有一次，苏格拉底跟妻子吵架后，刚走出屋子，其妻就把一桶水浇在他头上。苏格拉底并没有恼怒，而是自我解嘲地说："我早就知道，雷声过后，就是倾盆大雨。"结果其妻破涕为笑，二人重归于好。一个乐观的人，当他面临苦难和不幸时，绝不自怨自卑，而是以一种幽默的态度、宽恕的胸怀来承纳。

二是遇事多往好处想。从篱笆望出去，你是看到了黄色的泥土还是满天的星星？以不同的心态去看待周围的事物，就会收到不同的效果。有家做鞋子的公司，派了两位推销员到非洲做市场调查，看看当地有没有这方面的需求。不久，两个推销员都向总公司递交了自己的调查报告。一个说："那里根本没有市场，因为那里的人根本不穿鞋子。"另一个说："那里的市场大得很，因为居民多半还没有鞋子穿，只要适当刺激他们的需求，发展潜力无可限量。"同样一个事实，却有完全不同的见解。这实际上就是心理学上的"漏掉的瓦片效应"：一栋房子顶上铺满了密密麻麻的瓦片，但有的人在看房顶时，不是看铺得很好很整齐的瓦片，而是看到漏铺了的一片瓦片。美国宾夕法尼亚大学的一项心理学研究中，调查了大都市人寿保险公司的推销员，发现乐观主义者能够多销售20%。

三是寻找特殊的解释方式。不良的心境有一种顽固的力量，往往不易摆脱，当一个人心境不佳时不要过分独自地冥思苦想，最好将自己的心事倾吐出来，或是转移到其他的事情上，心理学上称之为"心境转移"。乐观主义者的成功秘诀就在于他的特殊的解释方式。上面故事中第二个推销员就是一个乐观主义者，他通过特殊的解释方式实现了心境转移。

自信、投入和自觉是拥有积极心态的人的重要特质。自信者的至理名言是：自己掌握自己的命运，自己做自己的主人。积极的人能够掌握自己的命运，如果事情不顺利，他立刻做出反应，寻找解决办法，制订新的行动计划，并且主动寻求忠告。不懈进取的历程，积极投入人生，会使人们很快发现自己，包括自己的长处和短处，事物的阴面和阳面，从而很快确定自己的生活目标。一个人珍惜自己的生命，发挥和享受自己的生命，全凭自觉的力量。有了自觉，就可能少受环境和条件的限制，在各种情况下找到生活的突破口，在没有路的地方走出一条自己的路来。持有悲观消极心态的人，一方面是看不见自己的长处和优势，常常因缺乏信心和勇气而事业难成；另一方面，这种人在心理定位上对自己常持否定态度，不能接纳自己，使其内心长期处于失衡与迷失状态中，人生体味中只有痛苦、受挫感和失败感，自我评价中只有自卑感。

（二）树立平静随和心态

举凡古今中外的伟人，都有遇事不慌、沉着冷静的特点。冷静的心态往往是成功的重要因素。一位有27年飞行经验的老驾驶员，在介绍他飞行史中最不平常的经历时说："第二次世界大战时，有一次我的飞机在空中突然中弹。在中弹的最初一瞬，在那生死攸关的时刻，我什么也没有做，没有去碰驾驶舱里任何控制开关，我只是强迫自己冷静、思考，决不能激动！于是，我发现蓝色海面在我的头顶上，我知道了自己的确切位置，知道了我的飞机是翻转的。这时，我迅速推动操纵杆，把我的位置调整过来。在那一瞬间里，如果我冲动地依靠我的本能，一定会把大海当作蓝天，一头撞进海里，葬身鱼腹了。"他感慨道："我的冷静救了我的命。"现代医学认为，在影响人的健康和长寿的因素里，精神和性格起着非常重要的作用。一个人的精神状态和性格特点，同先天遗传因素有一定关系，但更主要的是由后天社会环境的影响决定的。面临灾难与烦恼，必须居高临下，反复思考，明察原因，这样能使你很快地稳定惊慌失措的情绪。

科学研究表明，"入静状态"能使那些由于过度紧张、兴奋引起的脑细胞机能紊乱得以恢复正常。你若处于惊慌失措、心烦意乱的状态，就别指望能理性思考问题，因为任何惊慌都会使歪曲的事实和虚构的想象乘虚而入，使你无法根据实际情况作出正确的判断。当你平静下来，再看不幸和烦恼时，也许会觉得它实际上并没有什么了不起。人所陷于的困境往往来源于自身，对自己和现实有一个全面正确的认识，是在突变面前保持情绪稳定的前提之一。大量实验证明，平衡的心理是任何一个面临突变，但却不被突变所击垮的人必备的心理素质。要学会自我宽慰，人世间没有无所不能的人，人外有人，天外有天，企求事事精通、样样如意只会促使自己失去心理平衡。不要怕工作中的缺点和失误，成就总是在经历风险和失误的过程中才能获得。不要对他人抱过高的期望，百般挑剔，希望别人的语言和行动都要符合自己的心愿，这只能是自寻烦恼。

保持心情舒畅是冷静应变的前提，要保持心情舒畅，行之有效的办法不外乎是：尽情地从事自己的本职工作和培养广泛的业余爱好，暂时忘掉一切，尽情享受娱乐的快感。只要你多给人们以真诚的爱和关心，用赞赏的心情和善意的言行对待身边的人和事，你就会得到同样的回报。因此，保持冷静的心态，就是多让自己保持心情舒畅，找到一个心态平衡的支点，这样冷静就会慢慢地、慢慢地走近你。

　　纵观当今社会生活的各个侧面，浮躁的心无时不在。有精心制造"皇帝的新衣"的浮躁，有"移花接木""经济实惠"的浮躁，更有信手拈来、一挥而就的浮躁。投射到每个人身上不外乎这样的表现：做事三心二意、朝三暮四、浅尝辄止；或是东一榔头西一棒槌，既要鱼也要熊掌，或是这山望着那山高，静不下心来，耐不住寂寞，稍不如意就轻易放弃，从来不肯为一件事倾尽全力。心理学认为，焦灼与浮躁，通常是动机水平和焦虑程度过高的表现。图安逸、避劳神，敷衍塞责，惰性膨胀，怀着浮躁的心态走得远了，很容易导致理性的迷失，渐变为一种病态的人格。心理学家告诫人们，成就某事的动机水平和焦虑程度以适度为宜。任何事情都有其规定和顺序，人生宏大的目标应当以积累诸多的小目标为基础。当我们被烦恼困扰时，重要而关键的是尽快调整自己心灵的镜头焦点，排遣心中的郁闷，让浮躁的沙砾沉淀下来。

　　另一方面，给自己浮躁的心一点清凉，并不是要锁住我们奋发向上的雄心，而是要锁住永不满足的个人欲望；锁住浮躁，不是要锁住我们勇往直前的进取，而是要锁住投机取巧的钻营；锁住浮躁，不是要锁住我们挥汗如雨的努力，而是要锁住琐屑无聊的攀比。锁住浮躁，要靠一种竟成大事的决心和旷日持久的恒心。这是一种内心的修炼，更是一种定力，需要我们长久地磨炼。在短短的人生旅途中，我们锁住了浮躁，就是战胜了人生路上的一大劲敌。以此作为一个基点，我们将一路披荆斩棘，登上人生一个又一个制高点。

（三）保持知足隐忍心态

人人都有欲望，并且有些欲望是与生俱来的，但人同时又是有理性的，应该而且能够把握好欲望的"度"。人活在世上，有些东西应该得到，也能够得到；有些东西不该享有，也不能攫取。老子曾说过："祸莫大于不知足，咎莫大于欲得。"这句话对今天的人们尤其对领导干部有其特殊的意义。人，在不知足中绝对地追求，在自得其乐中相对地满足。知足，使得人在自我释放和自我克制之间，砌筑了一个生命安顿的心理平台。在"见好就收"的意义上，提前规避了未知的风险。知足常乐，在相对满足和绝对追求之间，重建了一种平衡。知足常乐少了些欲而不得的焦躁、少了些由色而空的虚无。比起"无欲"的禁锢，"知足"多了一层人情味；比起"一无所有"的自得与佯狂，知足常乐返回了世俗理性。在中国传统文化中，隐忍克制，其外在表现是一种被动的知足，实质是对生存环境的一种主动适应。人有欲望是正常的，可怕的是欲望滔天，无法控制。盲目的知足并不可取，只有做到知足隐忍，才是成大事者的必备素质。大千世界诱惑重重，真正陷入诱惑当中，而能保持清醒头脑的人并不多。很多领导干部认为自己有足够的控制力可以驾驭感情、金钱、权力，可真正接近这些诱惑的时候，有相当一部分人把握不住自己。有一个故事可能对我们有所启发。某大公司准备以高薪雇用1名轿车司机，经过层层筛选和考试之后，只剩下3名技术最优良的竞争者。主考官问："开车能距离悬崖多远而又不至于掉落？""2米。"第一位说。"半米。"第二位很有把握地说。"我会尽量远离悬崖，越远越好。"第三位说。结果这家公司录取了第三位。他的理念是，不能和诱惑比近，而是离得越远越好。绝不能认为自己对诱惑有免疫力和抵抗力而放松警惕。

（四）保持宽容豁达心态

自古以来，宽厚的品德、宽容的心态就为世人所称颂，心胸狭窄被认为是一种病态。唐代狄仁杰非常看不起娄师德。但实际上娄师德并不计较这些，推荐狄仁杰当宰相。还是武则天捅破了这层窗户纸，有一天武则天对狄仁杰说："娄师德贤能吗？"狄仁杰回答说："作为将领只要能够守住边疆，贤能不贤能我不知道。"武则天又问："娄师德能够知人善任吗？"狄仁杰回答："我曾经与他共事，没有听说他能够了解人。"武则天说："我任用你就是娄师德推荐的。"狄仁杰出去以后非常惭愧，尽管自己经常对他嗤之以鼻，但娄师德仍然能以宽厚、公平的心对待自己，他深深地感叹："娄公德行高尚，我已经享受他德行的好处很久了。"

所谓宽容的心态就是以宽阔的胸怀和包容的心态，面对身边的人和事。宽容本身包含着谦逊。古人说，满招损，谦受益。一个人如果不能虚怀若谷，就不能有效地吸纳有利于自身发展的精神营养。只有具有海纳百川、有容乃大的心态，我们才能学习他人的长处，弥补自己的短处，充实、拓展、成就自我。宽容不仅是一种与人和谐相处的素质，一种时代崇尚的品德，更是吸纳他人长处充实自我价值的良好思维品质。一个人要想成功，只有处处为别人着想，将心比心，设身处地，宽容别人，才会得到更多人的理解和支持，梦想才会更容易实现。在现代社会中试想一下，在谈判桌上，每一方都互不相让，无法宽容对方，都想赢得更多的利益和实惠，结果往往会造成僵持、不欢而散的局面。针对一个与你观点不一致，或者你认为是与你唱反调、不配合你的人，哪怕他是一个作恶多端的人，只要你对他拥有一颗宽容善待的心，并加以正确引导和启发，就往往会使他转向为"始是敌人，终是朋友"的立场，说不定还会成为你成功道路上的知心朋友和伙伴。

世界上的人和事，各有各的妙用，任何事物都可以活用，都可以协调。俗话说，人上一百，形形色色；树林子一大，什么鸟都有。和谐相处需要彼此都拥有宽容的心态，坚持自己的个性，也包容他人的脾气。面对千差万别的现实世界，宽容是我们现代人适应时代社会的必备素质，是我们的必然选择。对于所谓的"异己"，在不涉及大是大非的前提下，不是打击、贬抑、排斥就是置之死地而后快，因为这只能是徒添烦恼。

豁达是宽容的外在表现和必然结果，能做到宽容的人必然豁达。豁达绝非圆滑世故，不是刻意逃脱，也不是放纵闲适，豁达是人生的高境界、大追求，豁达亦即放达、旷达、通达，豁达贵在有"达"，豁达能成就光辉的人生和事业。"升沉不过一阵风"，"宠辱不惊，看庭前花开花落；去留无意，望天上云卷云舒"，展示的是一种豁达精神。"不谦恭、不和睦的人，不但会遭受物质的损失，且将失去生活的情趣。"莫泊桑的名言揭示了一个朴素的道理，凡事看开点，超脱一点，得到的无疑是潇潇洒洒、轻轻松松的生活。王维的"行至水穷处，坐看云起时"，是一份超然的豁达；"只要人活着，就是美好的"，这是乐观者的豁达。有这样一个故事：一位曾经身经百战的老将军，解甲归田后，以收藏古董为乐。一天，他在把玩最心爱的一件古瓶时，不小心差点脱手，吓出一身冷汗。老人突然若有所悟：我当年出生入死，从不畏惧，现在怎么会吓出一身冷汗？正是因为我迷恋这件东西，才会患得患失。必须破除这种迷恋之心，学会豁达，就没有东西让我动心，从而伤害于我。遂将古瓶掷碎于地。

（五）保持情绪稳定心态

其一，善于运用理智的力量。决定情绪的是人的认知。有一句名言说得好："人受困扰，不是由于发生的事实，而是由于对事实的观念。"如何运用理智来克服不良情绪？一是要承认自己存在某种不良情绪。有了不良情绪不愿承认又认为是合理的，这就难以消除了。二是分析不良情绪产生的原因。想一想自己的苦恼、忧虑、愤怒的事情是否值得，如果通过理智冷静分析之后，发现多数情况下并非都是如此，那么，不良情绪将会得到排除。比如，一个下属当众向你提了许多意见，你感到下不了台，非常恼火，越想越气愤，但如果你理智地想一想：我怎么会生气，是不是被人说中了痛处？他为什么向自己提意见？是为了让我下不了台，还是真诚地想改进工作？所提的意见是否有道理？这样理智地想一想，愤怒的情绪就会自然而然地平息下来。三是，如果确实遇到可忧、可怒之事，切不可陷入困扰之中而不能自拔，而应该面对现实，正确对待，积极寻求解决办法。如果自己的要求和目标与自身能力不相适应，就应"退而求其次"，调整或降低要求目标。如果个人的要求和目标受到种种条件的限制，那就选择另一新的目标取代原来的目标。

其二，心理换位，增强同理心。有些领导者的不良情绪，是由于领导者自己抱怨别人引发的。抱怨同事处理问题不当，抱怨下属办事无能，抱怨上级领导不支持，越想心里越窝火。

其实这是缺乏换位思考能力，心理学上称之为同理心。遇事应该多站在对方的立场、对方的角度、对方的位置，仔细考虑对方的想法、理由、处境和难处，这样就会给予对方理解、谅解和同情。这样做了，就想得开，心情舒畅，就能处好人际关系，把事情办好。一般而言，领导与下属发生了矛盾，产生不愉快的情绪，作为领导应该把自己置于下属的地位想一想，自己的要求是不是过高，自己是否对下属关心不够。

为此，心理学家提出了人际健康的六大观察点：

1. 积极的、乐于与人交往的态度；

2. 尊重人、理解人；

3. 平等、宽容、客观地了解、评价对方；

4. 注意他人的长处，虚心地向他人学习；

5. 他人有困难时，真诚地、有效地帮助；

6. 产生矛盾时主动沟通，并以理智的、合理的方式解决。

其三，缓解冷化，解除困惑。如果事先预料到接触某人某事，会引起极大不快，又不能解决问题，那就先躲一躲，回避一下。这样矛盾可能自行化解，如仍需要面对，等条件成熟后再处理。春秋战国时期的蔺相如，以国家为重，不计私愤，在老将廉颇的欺侮面前，冷静地控制了自己的情绪，采取"称病不与争""引车避匿"的回避办法，结果感动得廉颇负荆请罪。对一些问题"冷处理"是领导者的一项艺术。"冷处理"是生产工艺流程中某道程序的专用名词。当金属和合金该做冷处理时而未及时降温，被处理的元件就会断裂、报废。领导工作也是这样。不良情绪笼罩下对问题要冷处理，冷化能克服或避免紧张、急躁、粗暴、发怒等不良情绪。

心理健康测试：抑郁自测量表

说明：这个量表所测的只是最近一段时间你的情绪状态，所测的结果只能作为一个参考。如果要确诊的话，一定要找专业的心理咨询人士，结合你的平时表现才有可能得出一个明确的结论。切勿因为这个测试的结果，而给自己乱贴"标签"，从而对你的身心带来一定的影响。如果通过这个测试，你觉得你有抑郁的症状和表现，一定要及时寻找心理咨询师（心理老师或者心理医生）的帮助，切勿讳疾忌医，从而耽误最佳的心理辅导时机。

请按你的实际状况，如实回答以下20个项目。

1. 我觉得闷闷不乐，情绪低沉。

2.*觉得一天中早晨最好（晨重夜轻）。

3. 一阵阵哭出来或觉得想哭（易哭）。

4. 我晚上睡眠不好。

5.*我吃得跟平常一样多。

6.*我与异性密切接触时和以往一样感到愉快（性兴趣减退）。

7. 我发觉我的体重在下降。

8. 我有便秘的苦恼。

9. 心跳比平常快（心悸）。

10. 我无缘无故地感到疲乏。

11.*我的头脑和平常一样清楚。

12.*我觉得经常做的事情并没有困难。

13. 我觉得不安而平静不下来。

14.*我对未来抱有希望。

15. 我比平常容易生气激动。

16. *我觉得做出决定是容易的。

17. *我觉得自己是个有用的人，有人需要我。

18. *我的生活过得很有意思。

19. 我认为如果我死了，别人会生活得更好（无价值感）。

20. *平常感兴趣的事我仍然感兴趣。

评分说明：

抑郁自测量表按症状出现的频度分4级评分：没有或很少时间、少部分时间、相当多时间、绝大部分或全部时间。若为正向评分题，依次评分为1、2、3、4分；反向评分题（题目中有*号者），则评为4、3、2、1分。

特别提醒：总分如果超过41分，则表明你的抑郁症状比较明显，要注意自我调整或寻求心理咨询师的帮助。

第九章

增长智慧，
让心态年轻起来

人生一世，不可避免要面对大风大浪、浮浮沉沉，但是不同的人应对机制是不一样的。心理学家采用 11 个情景的对比，生动地展示出不同心态的人在不同情景下的不同行为表现特征。其中，消极的人和积极的人之间的差别，往往只在"一念天堂，一念地狱"的抉择中。每个人不妨审视自己，注意调适改变自己。

表 1　不同情景下的两种心态体验

面临情景	消极的人	积极的人
对改变的态度	害怕	欢迎
对他人的成功	没有必要赞美	看到他人的成功并赞美
当与人沟通时	只讲自己	会去了解对方的心情
当他人需要帮助时	无视	伸手帮助
面对失败	怪罪他人	为自己的失败负责任
当自己影响到别人时	不愿道歉	对别人说抱歉
当与别人利益发生冲突时	只想到自己的个人利益	试着不去伤害他人
面对批评	讨厌被批评	欢迎有建设性的讨论
对他人的事业	想看到其他人失败	希望看到其他人成功
面对未知领域	认为自己什么都懂	总想学习新事物
遇到困难	退缩，告诉自己不行	想办法改变和突破

一、衰老不仅是生理现象，也是心理现象

人的苍老不是岁月沧桑，而是心理上的失落伤感。年龄会写在脸上，看着镜子里的皱纹，每个人都渴望得到岁月的眷顾。1992 年世界卫生组织的研究报告指出，个人的健康和寿命

15%决定于遗传，10%决定于社会因素，8%决定于医疗条件，7%决定于气候影响，60%决定于个人的生活方式。

有关专家研究认为，人的生命周期大致可分为几个阶段：

0～35岁为人生的最活跃期，身体的组织器官从开始发育至完善，其各方面功能总的趋势是积极上升的，所以称健康期。

36～45岁人的生理功能从峰顶开始下滑，部分器官开始衰退，比如动脉硬化开始形成，糖尿病症状开始显现等，所以有人称这一时期为疾病的形成期。

46～55岁为生命的高危期，大多数疾病在此阶段暴发，有的甚至危及生命。一些英年早逝的悲剧，大多发生在46～55岁这个年龄段，故有专家称之为人生旅途中的"沼泽地"。

56～65岁为安全过渡期。65岁以后如果没有明显器质性改变，反倒是相对安全期。

46～55岁是人一生中特殊的年龄段。一般来说，46～55岁正是人生的黄金年龄段。处在这个时期的人大都年富力强，事业有成，各方面都比较成熟。然而值得关注的是这个阶段也是生命的高危期，许多疾病在这时暴发或显现。处在这个年龄段的人，一是工作担子重，事业上不甘落后；二是家庭负担重，上有老下有小，子女升学就业的精神负担和经济负担都很大。于是，很多人不得不加班加点地工作，健康处于长期透支的状态，也就是人们常说的亚健康状态。

为此，对于处于36－55岁年龄段的人来讲，多数人已进入职场多年，有的开始陆续担任单位部门重要领导职务，工作重要，家庭重要，事业重要，自己的身心健康更重要。安然度过心理"沼泽期"，如下生活方式对于改善心情非常有益。

——每天唱唱歌。唱歌可以促进多巴胺产生，有助缓解压力。美国乔治·华盛顿大学最新研究发现，与普通人相比，合唱团歌手身体更健康，看起来也更年轻，更少受到抑郁情绪困扰。常唱歌还能增大肺活量，当血液中的含氧量提高，衰老速度就会放慢。

——有目标信仰。研究表明，有追求、有信仰的人，很少出现抑郁情绪，免疫力更强，发病率也较低，比没有追求或信仰的人至少多活 7 年，而且看起来更年轻，精神更好。多项研究证实，信仰与长寿存在关联。信仰就是一种乐观的生活态度，一股内心力量的源泉，甚至是一个热衷的兴趣爱好，它们都会为生活提供强有力的支撑，鼓舞人们不断学习、不断追求、不断向上，有信仰的人会更透彻地懂得人生的意义，并能在这种正能量的鼓舞下，保持一颗年轻、纯净、积极的心。

——转换思维。日本是世界上人均寿命最长的国家，这让很多人都不理解，这么一个小小的弹丸之国，生活和工作的双重压力都是非常大的，但是他们的国民却拥有全世界第一的平均寿命。研究发现，日本人寿命长，原因就是他们不管遇上什么疾病，他们都能够很乐观地面对。如果日本人发现自己的身体一切健康，他们会觉得非常不舒服，因为明明觉得自己很疲劳，为什么身体却非常健康？难道是检查的结果不准确？但是如果检查出有"三高"，他们就会觉得非常放心，因为检查出问题，他们觉得非常有价值。他们通过一次疾病，就会对自己的健康有一个尺度上的把握，提醒自己要注意健康。

——热爱生活，回归自然。利用节假日多去户外走走，重回大自然的怀抱，有助于调整心情，提升自信，让人更年轻。英国埃塞克斯大学的研究也证实，经常接触自然界的人更少出现发怒、抑郁和紧张等不良情绪。因为满眼绿色、鸟语花香等感官信息会刺激大脑，而宅在家里则是屏蔽了外界信息，让人老得更快。

——多交开朗好友。建立亲密的友谊是保持年轻的秘诀。结交性格开朗、生活态度积极的朋友，能提供情感支持，让人感受到被关爱，促进大脑生成后叶催产素，有利于延缓衰老。美国哈佛大学研究发现，每当社交圈子里增加 1 位快乐的新伙伴，幸福感可提升 9%，而每增加 1 个不快乐的伙伴，幸福感下降 7%。

——改变生活习惯。从改变个人的习惯方式来讲，如下建议供参考：

（1）早睡早起，提前做好一天的准备工作；

（2）同你的家人和同事分享工作的快乐；

（3）一天中要多休息，从而使头脑清醒，呼吸通畅；

（4）利用空闲时间锻炼身体；

（5）不要急切地、过多地表现自己；

（6）提醒自己任何事不可能都是尽善尽美的；

（7）学会说"不"；

（8）生活中的顾虑不要太多；

（9）偶尔可听音乐放松自己；

（10）培养豁达的心胸。

二、增长心灵智慧，让心态年轻起来

提升领导干部健康水平，贵在提升领导智慧。智慧是什么呢？智慧就是一种积极的心理状态，是一种健康向上的生活态度，是对人生事业的渴望与追求。"慧足千百智，道足万法生"。智慧多就拥有一双洞察世间万物的"慧眼"，这双"慧眼"能够洞察人间沧桑，能够高瞻远瞩，能够明白道理规律，也就有了思路办法。人们不难发现，有智慧者人际关系处理得好，相互包容、相互理解、相互沟通，有智慧的领导作风好，平易近人，不恃强凌弱，领导效果好，威信高。德高望重者几乎都是智者，心态安宁，心胸宽广，看得远，看得透。现实生活中我们也不难发现，有积极心态的人比较愉快，达观睿智有智慧者健康长寿。心理健康水平体现着人生智慧。增长智慧，需要把握以下几点：

（一）正确看待现实，勇于面对现实

心理学家研究发现成功者有十种心理品质：现实的自我觉察；现实的自我尊重；现实的自我控制；现实的自我动机；现实的自我期望；现实的自我意想；现实的自我调节；现实的自我修炼；现实的自我范围；现实的自我投射。为此，要正确地面对客观现实，承认并接受现实选择。许多人对现实生活的认识是肤浅的，当主观愿望与现实的要求发生冲突时，更多的是埋怨现实，更多的是误解现实。

生活中，不能回避现实，要勇于面对现实。《道德经》言："上善若水。水善利万物而不争，处众人之所恶，故几于道。"面对现实，就是如同水那样，灵活变通，顺畅自然。关键是"五个开"：

一是看得开。面对现实挑战，挫折失败不可避免，关键是你怎么看待。"汉语拼音之父"周有光教授一生经历坎坷。"文

革"中，他被打成"反动学术权威"，下放到宁夏平罗县"五七干校"劳动。这样的境遇，对别人来讲是场灾难，他却当成了调节身体、治疗长期困扰他的失眠症的好机会。在集体劳动中，他抢着干重活、累活，几年下来，不仅治好了失眠顽症，身体也比以前强壮了许多。身体的劳顿也没有令他的头脑变得委顿，反而让他能够潜心治学，搞起了比较文字学研究。谈到干校那段经历时，周有光格外感恩："这是因为上帝和我的私交很好，他老人家知道我失眠，就特意安排我去了那个地方治疗，结果，还真管用了呢，我的失眠症治好了，一直到现在我都不再失眠。现在看来，与上帝有私交还真沾大光呢。所以，我跟老伴都相信一句话：'塞翁失马，焉知非福？'遇到不顺利的事情，不要失望。"

二是想得开。《道德经》里就说过："祸莫大于不知足，咎莫大于欲得。故知足之足，常足矣。"当面对难以满足的挫折时，何不试着用"甜柠檬"的自我安慰法。甜柠檬心理是指个人知道自己眼下的境况很不理想，却强迫自己说："这不是挺好的吗？"也就是经常说的知足常乐。这个比较法很简单，即和自己过去比、和自己比、和收获不如自己的人比，而不要和高于自己、强于自己的他人比。比方说，你总觉得你的收获不如付出多，那你就应该和付出比你更多、获得比你更少的人比，这样你就知足了。看来知足与否无非涉及物质与精神两方面。倘能在物欲上知足常乐，又能在精神上不知足以常自更新，到了这种知足与不知足的大境界，想有一次心理失衡都很不容易。由此便得出一种人生感悟：知足加不知足等于常乐。

三是悟得开。从前有一位富翁非常有钱，却觉得自己从没有体验过真正的快乐。他常常想："如果能用所有的钱买到一次全然的快乐，我死也无憾了。"于是，他变卖了家产，换成一小袋钻石，放在一个锦囊中。他想："如果有人能让我体验全然的快乐，即使是一刹那，我也要把钻石送给他。"于是他开始旅行，到处询问：哪里可以买到快乐。得到的答案都不能让他满意。这使他非常疑惑："难道这个世界没有快乐吗？"有一天，富翁听说有一位智者，无所不知。他就跑去找那位智者："人们都说你是无所不知的，请问在哪里可以买到快乐？""你为什么要买快乐？"智者问道。富翁说："我很有钱，可是这一生从未感到纯粹的快乐，如果有人能让我体验一次，即使只是一刹那，我愿把全部的财产送给他。"智者说："你准备了多少钱，可以让我看看吗？"富翁把怀里装满钻石的锦囊拿给智者，没有想到智者一把抓住锦囊，就跑掉了。富翁大吃一惊，大叫："抢劫了！救命啊！"他死命地追赶智者，跑得满头大汗、全身发热，也没有发现智者的踪影，他绝望地跪倒在山崖边的大树下痛哭。没有想到费尽千辛万苦，花了几年时间，不但没有买到快乐，钱财又被抢走了。富翁哭得声嘶力竭，当他最后站起来的时候，突然发现被抢走的锦囊就挂在大树的枝上。他取下锦囊，发现钻石都在，不禁喜出望外，万分高兴。正当他陶醉在全然的快乐中的时候，躲在大树后面的智者走了出来，问他："你刚刚说，如果有人能让你体验一次纯粹的快乐，即使只是一刹那，你愿意送给他所有的财产，是真的吗？"富翁说："是真的！""刚刚你从树下拿回锦囊时，是不是非常快乐？"智者又问。"是的，我刚刚十分快乐。"富翁回答。智者说："好了，现在你可以给我所有的财产了。"智者一边说一边从富翁手中取过锦囊，扬长而去。

领导要学会感知自己所拥有的幸福，要知道幸福其实都蕴藏在身边平凡的事物中。而不是把幸福寄托在金钱财富和新奇时髦的事物之上。年迈父母的健在，爱人笑容的温馨，灯下读书的宁静，雨中散步的浪漫，郊外踏青的欢乐，种花养鱼的情趣等等，这些幸福都是在不经意间悄悄地流淌在周围。在这个世界上，幸福有时并不是什么稀有"金属"，而是那些很普通的"矿石"里所蕴藏的"元素"。关键是要善于提炼快乐，感知幸福，让快乐和幸福在自己心中存放的时间长一些，滋润的面积大一些，善于发现自己已有的幸福和快乐。珍惜家庭的幸福、工作的快乐、朋友的友谊，幸福对每个人来说都是公平的。它不分高低贵贱地等候着每一个人。罗曼·罗兰说得好，一个人幸福与否，绝不依据获得了或是丧失了什么，而只能在于自身感觉怎样。领导干部应该掌握幸福的韵律，就像让耳朵学会倾听音乐一样，让自己时时刻刻去感知幸福。感知幸福从珍惜每一天做起，珍惜每一个工作日，珍惜每一个休息日，珍惜每一个与家人相聚的时刻，珍惜每一个与同事朋友交往的机会……

四是躲得开。老子《道德经》讲道："五色令人目盲；五音令人耳聋；五味令人口爽；驰骋畋猎，令人心发狂；难得之货，令人行妨。是以圣人为腹不为目，故去彼取此。"老子就是告诫人们，缤纷的色彩，使人眼花缭乱；嘈杂的音调，使人听觉失灵；丰盛的食物，使人舌不知味；纵情狩猎，使人心情放荡发狂；稀有的物品，使人行为不轨。圣人但求吃饱肚子而不追逐声色之娱，所以摒弃物欲的诱惑而保持安定知足的生活方式。孔子提出"君子三戒"："少之时，血气未定，戒之在色；及其壮也，血气方刚，戒之在斗；及其老也，血气既衰，戒之在得。"意思是说，君子有三件事要警觉：年轻时，血气尚未稳定，要警觉贪恋女色；壮年时，血气旺盛，要警觉争强好斗；老年时，血气渐衰，应警觉贪得无厌。孔子的三戒，极为准确地抓住了不同年龄段人性中的弱点，指出其既损品德，又伤身体的危害性，提醒人们警觉力戒，以善其身，要防止在外界纷纷扰扰中丧失自己的鉴别能力。在现实社会中，个体的某些行动或欲望，是与社会规范不相符合的，如果直接表达出来，就可能产生不良后果而受到责罚，因而必须改头换面，以迂回曲折的方式表现出来。因此，要摆脱欲望的纠结烦恼，需要提升领导智慧能力，加强自我修炼，重视精神升华。通过境界的提升，精神上的升华，实现自我的愉悦满足。

五是解得开。解得开就是方法要好，办法要多，能力要强。

其一，敢于面对。心理学的研究表明，人们对挫折的感受程度和战胜挫折的能力是存在明显差异的。有的人能忍受严重挫折，在挫折面前不仅毫不灰心丧气，而且勇敢地向挫折挑战，百折不挠，迎难而上；有的人则知难而退，在轻微的挫折面前也会意志消沉，甚至一蹶不振等等，这充分表明了个体对挫折承受力的不同。许多领导干部大都上进心强，渴望实现自己的人生价值，成功的欲望比较强烈。但由于对可能出现的挫折缺乏足够的心理准备，一旦愿望不能实现，他们就容易陷入自责、愤懑、埋怨、急躁的泥潭，看什么都不顺眼，甚至把自己的失败归咎于他人与自己过不去，因而对周围的人冷言相加、恶语相伤。这种失去理智的行为无疑会使自己的成长环境更加恶化。发泄、抱怨、悲观只会使事情变得更糟。正确的选择是理智，主要是面对挫折不气馁，能够接受"已经失去的不再回头"的事实，从心理、意志、精神上体现出自信、冷静和惊人的抵抗力。要沉住气，不论遭受多么大的打击，都要处变不惊。要相信自己能够克服暂时的困难或承受暂时的失败，相信自己能够超越环境和自我，相信失败或挫折的后面就是成功。在挫折中的表现通常是组织考验一个干部的关键点。有些干部畏惧挫折，忍受不了一点委屈，这实际上是心理素质脆弱的表现。试想，如果连小小的挫折都受不了，又怎能经风雨、见世面、担重任呢。

其二，善于反思。挫折最能考验人，检验一个人的思想境界。俗话说，"金无足赤，人无完人"。每个人都会有缺点，当人处在顺境时，很容易得意忘形，对自身的问题缺乏警觉，对来自别人的批评往往当成耳旁风。但在遭遇挫折时，却容易因受到强烈刺激而猛醒和进行反思。能不能做到严于解剖自己，善于自我批评，也是领导者自身素质的重要体现。在遇到挫折时，应少找客观原因，多从主观上找原因；少指责抱怨别人，多进行自我反省，这有利于改变自己的处境和形象。只有敢于面对、善于反思，才能避免同类挫折的再次发生。正是从这个意义上讲，挫折犹如一面镜子，透过它可以发现自己身上的"污点"。领导者要善于利用挫折给自己带来的刺激，认真反思，清扫灵魂深处的"灰尘"，不断提升自己的能力，激发自己的潜能，完善自己的人品。尤其是在遭受挫折后，要主动承担责任，为组织成员解除后顾之忧；同时，也不要对自己过于苛刻，更不必自己跟自己怄气，而是要想开些，向前看。为此，不妨参加一些娱乐活动转移或放松一下，等情绪高峰期过去以后，心情平静下来，再从长计议。

其三，及时走出阴影。人生的道路坎坷不平，困难与挫折在所难免，而面对挫折怎样自我调节则对人的一生影响极大，甚至决定一个人的前途命运。为了强化对挫折的承受力，必须在生理、心理、思想观念和社会环境等方面提高自己、理顺关系，以健康的身体、良好的心境、开朗的性格、广泛的兴趣、豁达的气度、稳定的情绪、坚强的意志面对挫折，并善于从中汲取经验和教训。这样，即使挫折突然发生，也不会惊慌失色、手足无措，从而为及时有效地采取补救和抵御措施奠定了良好的基础。

（二）客观看待自我，充分肯定自我

调整对自我的态度，要学会对自我肯定。知名医学专家程书钧教授指出，他调整心态中的很重要一条，就是对自己有耐心，对已经拥有的东西要满足，别老觉得自己啥也不行。人的很多习惯是一辈子养成的，不可能一朝一夕就解决。从理论认识到实践有距离，但要坚持下去。另外，凡事不可以要求过高，不要提出不切实际的目标，量力而行，尽力而为。如果我们对生活常常抱有负面情绪，那么对身体有极为不利的副作用。对于领导干部来讲，一方面要很好地投入自己的工作，另一方面应该做情绪控制能力的模范，不但要控制好自己的情绪，而且要教导下属调整心态和情绪，防止负面的影响造成身心疾病。

坦率地讲，每个人都有他自己的优点和缺点，不可能方方面面都尽善尽美。能够客观准确地评价自己很重要，但是，想要做到正确地认识和评价自己很难。心态决定一切，能够接受他人评价的人，他的心胸世界是很宽阔的，心境体验是比较明朗的。如果一个人连别人的评价都听不进去，那么这个人就容易自我封闭，会造成心理世界得不到有效的互动。面对世界的纷繁复杂、人生的变幻莫测，领导干部要不断调整对自我的心态。心态正确了，世界就正确。以积极阳光的心理看待自我，人生一片光明。

为什么有人对自我的心态会出现偏差呢？总结起来可能有如下几个因素：

一是自我否定。自我否定是一种很常见的状态，多数人在一件事做得不够好、不尽如人意的时候，难免会自我否定。适度的自我否定不是坏事，因为通过反思能够帮助自己找到错误，这样可以亡羊补牢，为今后提供借鉴，从而避免重蹈覆辙。但是当自我否定过了头，所起到的效果就适得其反了。一个时时刻刻自我否定的人，不仅会以极严格的标准来要求自己，同样也会以严苛的标准来要求别人，因为，他以为自己的严苛标准是放之四海而皆准的。他眼中世界是扭曲的，充满了缺陷与丑陋，也因为他不断以负面的角度看待周遭的一切，久而久之，无论在情感、人际关系还是在自我成就方面，他都会遇到极大的障碍，陷入低成就感的状态，并积累各种消极情绪。

二是自我设限。自我设限者常常会产生"因为我……所以不能……"的想法，比如"我年纪太小又没有工作经验，一定不能胜任那个重大项目"，"我不够好，上司根本不会注意到我的表现"。之所以有这样的想法，是因为缺乏自信或对自己评价过低，这使得他们在很多事情上无法突破，始终在原地踏步，无法前进。自我设限者看不见自己拥有的无限潜能，误认为自己既渺小又无力，并且因此一再错过发挥自己潜能的大好时机。可以说，自我设限是成功路上的绊脚石，使人们与成功失之交臂。

　　三是害怕改变。所有的改变都含有不可预知的成分，只是有的人会以乐观的心情来迎接改变，有的人则不是。害怕改变的人对规矩和秩序有超乎寻常的固执，因为规律的生活作息、固定的想法、沿用多年的做法等等，都是他们安全感的来源，让他们感觉到"一切尽在掌握之中"。即使面对一个极大的诱因，促使他们不得不考虑接受改变时，他们也经常会瞻前顾后，一再地评估考虑，始终无法决定。

　　那么，如何调整对自我的心态呢？

　　第一步是"接纳"。无论自己好坏美丑，首先必须完全地接纳自己。比如，虽然你可能刚刚经历工作上的挫折，但是你仍然要百分之百地接受现状，无条件地关爱你自己。从心理学的角度上讲，在全然接纳自我的情况下，你的心灵会腾出一个空间，你可以在这个空间内安全地释放自己所有的伤痛和负面情绪。

　　第二步是"观察"。认真观察你的各种情绪，正面的、负面的，积极的、消极的，喜悦的、悲痛的……眼观鼻、鼻观口、口观心，从客观的角度进行自我审视。你必须知道，如果你尚未看到这个情绪，就会与那个情绪融为一体，就会被它控制；一旦你看到它，你和它之间便会拉开一段距离，当距离产生了，你就会有机会摆脱它。

　　第三步是"觉醒"。一旦你看清了生命的真相，对于过往所发生的种种会产生一种新的诠释，你可能会发现，原来过去的你总是以一种偏颇的观点在看待生命中所发生的事情，并且让它全面掩盖了生活。这时，你会抛弃过去的情绪，针对过往的迷惑重新寻找答案，并进入一种智慧的状态，如同一只井底之蛙突然跳出了深井，看见广阔天地一般，清新而自在。

第四步是"改变"。改变不了现实就改变自己。人生短短几十年，最好的活法就是八个字：想开、看开、放开、解开。古人有云："宠辱不惊，看庭前花开花落；去留无意，望天上云卷云舒。"不断调整自己的心态，不要自我设限，别再为难自己，不羡慕别人辉煌，不喟叹世态炎凉，用一种平常的心态，经营最美好的生活。

（三）认真对待工作，拓展发展空间

调整对工作的心态，意味着不要把个人情绪带入到工作中。日本知名企业家稻盛和夫说过，成功不要无谓的情绪。不断调整对工作的心态，不让不良心理和情绪干扰到工作，是领导干部必须掌握的能力。因为情绪解决不了任何问题，只有摆脱情绪干扰，才能减少额外的精力消耗，专注于工作任务的完成。高情商的领导者，不会让情绪控制自己，又能用得体的沟通方式让别人舒服，控制别人的情绪。心理学上所谓情商，指的就是一个人控制自己的情绪情感的能力，尤其是关键时刻对于自我情绪的控制能力，以及关键时刻做出理性选择的能力。可以毫不夸张地讲，人与人沟通的过程中，70%是情绪，30%是内容。

领导者不仅仅要"想干事""会干事"，还要能够"干成事"。调整对工作的态度既需要能力，也需要智慧。

一是积极面对压力，要能把压力变成动力。对于工作如果能够胜任就很快乐，不能胜任就会感到痛苦。这时，要学会分析原因，学会学习，把压力变成动力，把工作中遇到的难处、不顺心的事情和矛盾变成自己攻克难关的一个新挑战。

二是泰然面对挫折，虽然失意但决不失态。人生百年，要面对很多挫折，在挫折面前虽然失意但不能失态，失意表示暂时受到一些冷落，一旦失态就说明自己心理上的承受能力需要加强。

三是认真面对责任，能做好就尽量去做好。工作责任心太差往往造成各种各样的挫折，最后导致心里很困惑，因此要认真面对责任，能做好就尽量去做好。尽管不一定非要做得那么尽善尽美，但是一定要做到无愧于心，一定要做到尽心尽力，这样心理就会感觉比较舒坦。

四是自然面对荣誉，拥有一颗宁静平常心。当工作小有成绩得到表彰夸奖时，一颗宁静的平常心更加珍贵，荣誉都是短暂的、都是过去的，平常人生才是久远的，在平常当中才能见到自己的真正的品质，才能清楚自己哪些方面是最宝贵的。

五是冷眼面对诱惑，不属于自己的那份额外都有危险。对于外界的诱惑我们要深刻领悟老子那句话——五色令人目盲，五音令人耳聋。要防止在五彩斑斓的颜色中自己不能很好地进行鉴别，可能会看不清那种真正美好的景色。

（四）满怀热情希望，积极投入生活

生活的意义是多元且经常变化的。你感觉快乐不快乐，跟你的工作忙不忙没关系，跟你赚钱多不多没关系。你的生活和工作或许很忙碌，但你可能觉得忙得快乐、充实；你的生活也可能很悠闲，但你也许觉得有点过于空虚。所谓知足者常乐，只要我们时刻保持一种积极乐观的心态，那么快乐就在我们身边。

调整对生活的态度，首先要学会体会生活中的幸福时光。幸福并不是从天而降的，而是需要自己去积极感知。幸福感的产生是有生理基础的，爱、感恩、满足感都会刺激催产素的生成。当心情开朗或有强烈归属感时，心脏会分泌催产素，在它的作用下，神经系统渐渐放松，压力也得到舒缓。

　　调整对生活的态度，还意味着要对生活抱有好奇心，绝不自我设限。2015年中国国际时装周上，一位满头银发却胸肌赫然的老模特一夜爆红。对于这位已80岁高龄的王德顺老人来说，坚持每天健身，坚持拍戏赚钱，忙里偷闲照顾小孙女儿，跟年轻人学着刷微博，玩微信，活成了现实版的老神仙。老爷子最大的长处莫过于无论在什么年纪，都保有一颗不服老的年轻心态和永远奋斗的决心。有网友点评：有的人，25岁就死了，只不过到75岁才埋葬；而有些人，即使到了80岁，依然可以活得像个少年。

小资料：生活方式自我评价表

　　请根据你的生活方式，用"是"或"否"回答下面的问题：

1. 我通常每晚睡眠七八个小时。
2. 我的体重正好或接近正常体重。
3. 我极少或适度饮酒。
4. 我几乎每天都吃早餐。
5. 我从不吸烟。
6. 我有规律地参加体育锻炼。
7. 三餐之间我几乎不吃东西。

　　解释：数一下你回答"是"的数量。如果有6~7项回答"是"，你的生活方式非常健康。研究显示，采用这样的生活方式越多，你就越可能获得健康，尤其是你的后半生。

后　记

　　《把握心理健康的金钥匙》作为《新时代干部心理能力建设书系》中的第一本，对整套丛书具有重要的引领作用。

　　在本书稿的撰写中，从什么样的角度来构思设计，如何面对各级各类领导干部心理健康方面的需求，如何结合专业领域的探索提出一些具有针对性的意见建议，做到开卷有益，这不仅是本书的学术价值所在，也是丛书编写的基本要求。鉴于此，本书从心理健康的内涵及主要标准、影响心理健康的主要因素、负面情绪心理的纾解、领导干部的心理纠结及困惑、如何保持良好心态等几个层面，就领导干部需要了解和把握的心理问题逐一进行了比较系统深入全面的剖析，并从中提出了若干有益于维护身心健康的对策建议。从本书的整体内容而言，虽然以领导干部心理健康为着眼点，但不唯这一主题，由于心理问题涉及的领域十分广泛，既有外部环境因素，也有主体自身的认知及情绪因素，况且领导干部这一群体的心理问题也是整个社会心态中需要关注和研究的重要话题，因此，许多的话题内容也许已超越了领导干部心理健康的探讨，对于人们深刻认识社会心态对领导干部心理健康的影响也具有一定启发性。

需要强调的是，心理健康既是情绪问题，更是认知问题。对于领导干部来讲，如何认识自己了解自己，本身就是一个心理健康提升的过程。生活中的每一个人都有情绪心理体验，人生挫折压力都是常态，为什么有的人满腔热情，奋勇前行，有的人百般纠结，烦恼多端，以至于罹患心理疾病。其中的认知能力及态度行为是主要原因。本书虽然关注情绪问题，把认知态度行为上的改变作为重点，提出担当有力心劲要足，善于激发正能量，养心先要补气以及如何让自己的心态年轻起来等，这些内容对于领导干部来讲也是比较期待的。

本书的内容体系及诸多感悟，得益于多年来在中共中央党校（国家行政学院）省部级、厅局级党政领导干部培训班专题讲授中的收获体会，也来自中央部委、省市地区、中央企业单位举办心理健康培训班上领导干部的热情期待。正是与各级领导干部一起真诚交流，共同提高，为本书的撰写增强了信心与动力。

本书在撰写修改中，得到了中国健康协会公职人员心理健康分会、中国残疾人发展研究会心理健康专委会、中国人才研究会、中国领导科学研究会及中共中央党校党建部各位领导和专家学者的许多帮助，丛书编委会各位专家学者共同努力，认真审阅，给予了有力的指导帮助；身边的许多朋友同事提出了中肯的意见建议；中共中央党校领导科学专业方向的博士生弟子也参与了书稿的研讨修改。尤其是广东人民出版社的编辑老师，在本书的修改审阅中不辞辛苦，费心劳神，表现出优良的专业素养和敬业精神，在此，恕不逐一罗列，唯铭记在心，一并表示衷心感谢！

心理健康是人生的美好愿望，也是人生幸福欢乐的根本。盼望我们每个人在人生发展的道路上，掌握心理健康的金钥匙。这把钥匙不是靠别人给予的，而是自己主动获得的。科学把握和正确处理物质与精神的辩证关系，始终保持良好的心态，不仅是养生之道，更是幸福快乐的关键。

胡月星

2020 年 6 月 20 日

关注领导干部心理健康
为领导干部排忧解压支招

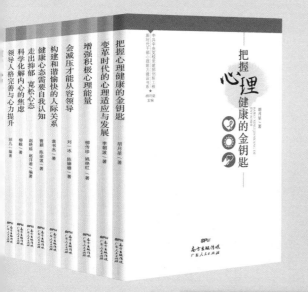